先輩になったら
この **1** 冊

だけでーー！

褥瘡・創傷ケア

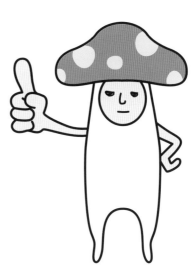

編著

杏林大学医学部付属病院 看護部 師長
皮膚・排泄ケア認定看護師／特定看護師

丹波 光子

MC メディカ出版

🍄 はじめに

　褥瘡・創傷の治療・ケアは、この 15 年の間に進歩してきました。また褥瘡に関する診療報酬では、入院時褥瘡の診療計画書を作成し、予防・治療ケアを立案することが義務となりました。このことから褥瘡・創傷ケアは、新人ナースを含め、全てのナースの身近なものになっています。

　本書籍シリーズ「だけでいい！」は、領域 3 年目以上のナースを対象にしています。後輩指導を行う上で、これまで行ってきた実践がエビデンスに基づいているかどうか、知識を確認する必要があります。本書は「先輩になったらこの一冊だけでいい！」という視点で、「これだけ知っていれば大丈夫！」という要点を「この一冊だけに網羅する」ものです。

　先輩ナースが後輩ナースに教育を行う際、ベッドサイドで使える！ 事前学習に使える！ 振り返りに使える！ 一冊であると考えています。また本書では、"とにかく見やすく・わかりやすく"をコンセプトに、写真・イラストを用いて解説しています。根拠を踏まえた看護技術向上に役立てていただきたいと考えます。

　さらに AR を用いて動画にアクセスすることで、褥瘡・創傷ケアに関して視覚的に理解を促すこともできます。

　本書を使用することで、先輩ナースが自信を持って褥瘡・創傷ケアを指導・教育できるようになるための一助となれば幸いです。

2020 年 12 月

杏林大学医学部付属病院 看護部 師長
皮膚・排泄ケア認定看護師／特定看護師
丹波光子

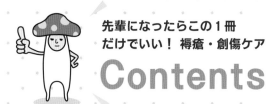

先輩になったらこの1冊
だけでいい！ 褥瘡・創傷ケア

Contents

第1章　褥瘡ケアの基本

第2章　褥瘡の評価と治療

第3章　創傷ケア

「メディカAR」の使い方

「メディカAR」アプリを起動し、マークのある写真をスマートフォンやタブレット端末で映すと、動画でケアの手順などを見ることができます。

アプリのインストール方法

お手元のスマートフォンやタブレットで、App Store（iOS）もしくは Google Play（Android）から、「メディカAR」を検索し、インストールしてください（アプリは無料です）。

🔍 メディカAR　で検索

アプリの使い方

①「メディカAR」アプリを起動する

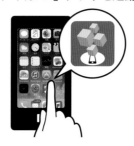

※カメラへのアクセスを求められたら、「許可」または「OK」を選択してください。

②カメラモードで、マークがついている画像全体を映す

↓

コンテンツが表示される

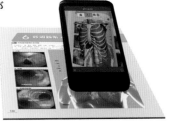

※ページが平らになるように本を置いてください。
※画像（マーカー）とカメラが平行になっていないと、画像（マーカー）を読み取れない場合があります。
※読み取れない場合は、カメラを画像（マーカー）に近づけたり遠ざけたりしてください。

＊アプリを使用する際は、WiFi等、通信環境の整った場所でご利用ください。
＊iOS、Androidの機種が対象です。
　動作確認済みのバージョンについては、下記「メディカAR」サイトでご確認ください。
＊ARコンテンツの提供期間は、奥付にある最新の発行年月日から4年間です。

「メディカAR」サイト

関連情報やお問い合わせ先等は、以下のサイトをご覧ください。

https://www.medica.co.jp/n-graphicus/ar/

●ARコンテンツおよび動画の視聴は無料ですが、通信料金はご利用される方のご負担となります。パケット定額サービスに加入されていない方は、高額になる可能性がありますのでご注意ください。 ●アプリケーションダウンロードに際して、万一お客様に損害が生じたとしても、当社は何ら責任を負うものではありません。 ●当アプリケーションのコンテンツ等を予告なく変更もしくは削除することがあります。 ●通信状況、機種、OSのバージョンなどによっては正常に作動しない場合があります。ご了承ください。

Web動画の視聴方法

AR 動画 マークのついている動画は、「メディカAR」で閲覧いただく以外に、Webページでも視聴できます。以下の手順にて本書専用Webページにアクセスしてください。

① メディカ出版ホームページにアクセスしてください。

https://www.medica.co.jp/

② ログインします。

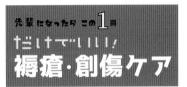

※メディカパスポートを取得されていない方は、

「はじめての方へ／新規登録」（登録無料）からお進みください。

③『だけでいい！ 褥瘡・創傷ケア』の紹介ページ

（https://www.medica.co.jp/catalog/book/8384）

を開き、右記のバナーをクリックします。

（URLを入力していただくか、キーワード検索で商

品名を検索し 本書紹介ページを開いてください）

④「動画ライブラリ」ページに移動します 。

「ロック解除キー入力」ボタンを押すと、ロック解除キーの入力画面が出ます。（ロック解除キーボタンはログイン時のみ表示されます）。入力画面にロック解除キーを入力して、送信ボタンを押してください。

⑤「ロック解除キー入力」ボタンが「動画を見る」に更新され、本書の動画コンテンツが視聴可能になります。

ロック解除キー jokuso2021

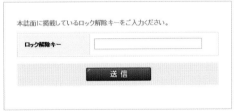

＊なお、Webサイトのロック解除キーは本書発行日（最新のもの）より3年間有効です。有効期間終了後、本サービスは読者に通知なく休止もしくは終了する場合があります。

＊ロック解除キーおよびメディカパスポートID・パスワードの、第三者への譲渡、売買、承継、貸与、開示、漏洩にはご注意ください。

＊PC（Windows／Macintosh）、スマートフォン・タブレット端末（iOS／Android）で閲覧いただけます。推奨環境の詳細につきましては、弊社Webサイト「よくあるご質問」ページをご参照ください。

編集・執筆者一覧

編 集

丹波　光子　杏林大学医学部付属病院 看護部 師長
皮膚・排泄ケア認定看護師／特定看護師

執 筆（50音順）

青木真由美　杏林大学医学部付属病院 看護部
皮膚・排泄ケア認定看護師

稲田　浩美　日本医科大学付属病院 看護部 看護師長
皮膚・排泄ケア認定看護師／特定看護師

大浦　紀彦　杏林大学医学部 形成外科学 教授

加賀谷　優　杏林大学医学部 形成外科学 助教

木下　幹雄　医療法人社団心愛会 TOWN 訪問診療所 理事長

佐川　愛子　日本医科大学付属病院 看護部
皮膚・排泄ケア認定看護師

清藤友里絵　東邦大学医療センター佐倉病院 看護部 看護師長
皮膚・排泄ケア認定看護師／特定看護師

丹波　光子　杏林大学医学部付属病院 看護部 師長
皮膚・排泄ケア認定看護師／特定看護師

塚田　美裕　杏林大学医学部付属病院 栄養部 主任

寺部　雄太　春日部中央病院 下肢救済センター

内藤　直美　北里大学北里研究所病院 看護部 係長
皮膚・排泄ケア認定看護師

庭山　由香　杏林大学医学部付属病院 看護部
皮膚・排泄ケア認定看護師

平山千登勢　杏林大学医学部付属病院 S-7 病棟 師長補佐
皮膚・排泄ケア認定看護師

二ッ橋未来　杏林大学医学部付属病院 小児科・小児外科病棟
皮膚・排泄ケア認定看護師

古川　純子　東京西徳洲会病院 看護部 主任
皮膚・排泄ケア認定看護師／特定看護師

松岡　美木　埼玉医科大学病院 褥瘡対策管理室 褥瘡管理者／看護師長
皮膚・排泄ケア認定看護師／特定看護師

松村佳世子　日本医科大学多摩永山病院 看護部 主任看護師
皮膚・排泄ケア認定看護師／特定看護師

丸山　弘美　東京慈恵会医科大学葛飾医療センター 看護部 師長
皮膚・排泄ケア認定看護師

三原　恵理　日本医科大学付属病院 看護部 看護係長
皮膚・排泄ケア認定看護師

森重　侑樹　杏林大学医学部付属病院 形成外科・美容外科 助教

第1章

褥瘡ケアの基本

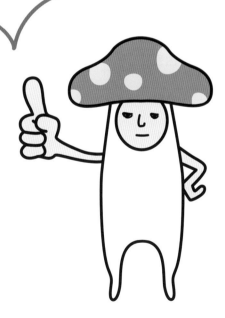

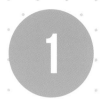

1 褥瘡発生のメカニズム

褥瘡発生に関わる外力

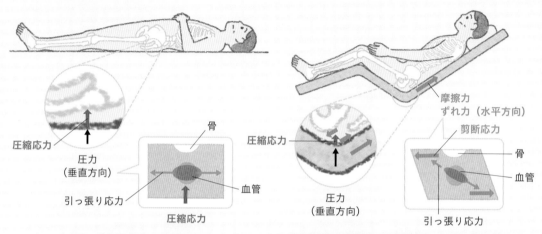

圧縮応力

圧力（垂直方向）

引っ張り応力

圧縮応力

骨

血管

摩擦力 ずれ力（水平方向）

剪断応力

圧縮応力

圧力（垂直方向）

引っ張り応力

骨

血管

ベッドの上面に体重が加わると、ベッドの上面から逆に身体の組織に圧縮応力が生じる。

↓

組織の深部に圧縮応力が生じると、引っ張り応力により血管がつぶれる。

頭側を挙上すると、身体は下方にずり落ちようとするが、皮膚と寝具との間に摩擦力が水平方向に働き、その位置に留まろうとする。同じ組織に2つの力が逆方向に生じて、組織が歪む（剪断応力）。

↓

剪断応力が加わると血管の変形が強くなり、血流障害が増強する。

骨突出部周囲の組織や浸軟した皮膚では剪断応力が大きくなる！

圧縮応力と剪断応力による褥瘡の形状の違い

圧縮応力が主な要因

円形に近く、深さも均等

圧縮応力と剪断応力が要因

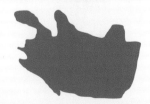

剪断応力に伴う組織の歪みにより深さと範囲が不均一

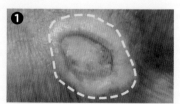

❶

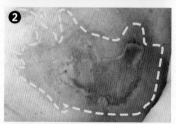

❷

（点線は褥瘡発生時の形状）

褥瘡発生のメカニズム

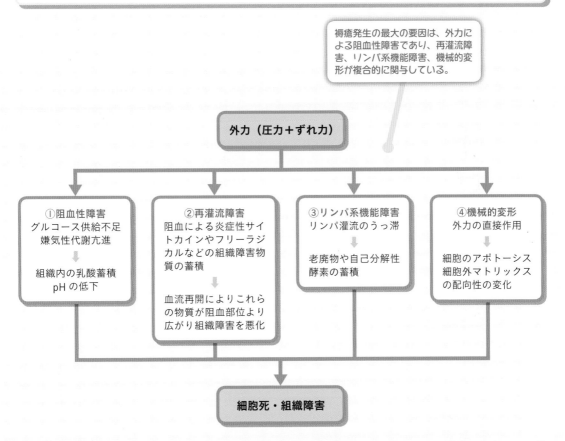

> 褥瘡発生の最大の要因は、外力による阻血性障害であり、再灌流障害、リンパ系機能障害、機械的変形が複合的に関与している。

外力（圧力＋ずれ力）

①阻血性障害
グルコース供給不足
嫌気性代謝亢進
↓
組織内の乳酸蓄積
pH の低下

②再灌流障害
阻血による炎症性サイトカインやフリーラジカルなどの組織障害物質の蓄積
↓
血流再開によりこれらの物質が阻血部位より広がり組織障害を悪化

③リンパ系機能障害
リンパ灌流のうっ滞
↓
老廃物や自己分解性酵素の蓄積

④機械的変形
外力の直接作用
↓
細胞のアポトーシス
細胞外マトリックスの配向性の変化

細胞死・組織障害

[日本褥瘡学会編．褥瘡予防・管理ガイドライン．照林社，2009 年，p.19 より]

> ともに仙骨部に生じた褥瘡。❶は仙骨部に留まっているが、❷は頭側挙上で生じた剪断応力により、仙骨部から尾骨を含む両臀部まで広範囲となり、中心部は深部組織に達する損傷（深部損傷褥瘡である）の可能性が高い。

これだけは
押さえて
おこう！

- 圧縮応力に剪断応力が加わると組織の血流障害の範囲が増大し、褥瘡の重症化につながる。
- 褥瘡発生の最大の要因は、外力による組織の阻血性障害であり、再灌流障害、リンパ系機能障害、機械的変形が複合的に関与している。
- 褥瘡発生の原因は、局所的要因、全身的要因、社会的要因に分類され、3 つの要因が重なると褥瘡発生リスクが高まる。

日本褥瘡学会は、褥瘡を「身体に加わった外力は骨と皮膚表層の間の軟部組織の血流を低下、あるいは停止させる。この状態が一定時間持続されると組織は不可逆的な阻血性障害に陥り褥瘡となる」と定義しています。

褥瘡発生要因となる外力

　褥瘡発生に関連する主な外力（生体に外部から加わる力）は、圧力、摩擦力、ずれ力です。圧力は垂直方向に押す力であり、摩擦力とずれ力は水平方向の力です。外力に対応して生体の内部に生じる力を「応力」といい、圧縮応力、引っ張り応力、剪断応力などがあります（10ページの図「褥瘡発生に関わる外力」を参照）。剪断応力は力が斜めに加わると発生しやすいため、骨突出部周囲の組織にはより大きな剪断応力が生じます。また、浸軟した皮膚は摩擦係数を上昇させ、剪断応力が大きくなります。

　圧縮応力のみの場合と、同じ大きさの圧縮応力に剪断応力が加わった場合では、剪断応力が生じた方が組織の血流障害を引き起こす範囲が増大します。褥瘡発生には圧縮応力に加えて剪断応力が大きく影響し、重症化の要因の一つと考えられています（10ページの図「圧縮応力と剪断応力による褥瘡の形状の違い」を参照）。

褥瘡の発生機序

　外力により組織が阻血（虚血）状態に陥ると褥瘡が発生します。褥瘡発生の最大の要因は阻血性障害ですが、そのほかにも再灌流障害、リンパ系機能障害、機械的変形が関与していると考えられています（11ページの図「褥瘡発生のメカニズム」を参照）。

阻血性障害

　皮膚に外力が加わると、毛細血管がつぶれて小さな血栓が生じ、血流が途絶えます。血液が不足すると組織は酸素不足となり、乳酸などの毒性の高い代謝産物が蓄積して組織が酸性に傾きます。また、細胞はグルコースを分解し生命活動に必要なアデノシン三リン酸（ATP）を産生するのですが、血流が遮断されることでグルコースやATPが減少します。そして、組織の酸性化やグルコースとATPの不足などが細胞死を引き起こし、褥瘡となります。

再灌流障害

　阻血状態によりダメージを受けた組織に血流が再開通すると、蓄積された有害物質が血流に乗って拡散されます。また、阻血状態の組織に対し急速に血液が流れ込むことで活性酸素が過剰となり、組織内で産生されたフリーラジカルや炎症性サイトカインが組織を破壊します。再灌流は、単なる阻血状態と比較してより強い組織損傷を生じさせます。

リンパ系機能障害

　外力によりリンパ灌流がうっ滞すると、局所に代謝老廃物や酵素が蓄積されて組織の壊死につながります。

機械的変形

　個体をより良い状態に保つために細胞自体に組み込まれた細胞の死をアポトーシスと言

表 1-1　褥瘡発生の要因

局所的要因	● 圧力、摩擦力、ずれ力、湿潤 ● 皮膚の脆弱性：浸軟、乾燥、菲薄、浮腫、黄疸
全身的要因	● 基礎疾患：糖尿病、虚血性心疾患、悪性腫瘍、肝・腎機能障害、脊髄損傷、終末期 ● 全身状態：やせ（骨突出）、低栄養、貧血、免疫不全、循環動態、四肢麻痺 ● 加齢：日常活動性の低下、皮膚の変化（バリア機能低下、菲薄） ● 治療：抗がん剤、ステロイド剤、放射線、透析 ● 皮膚疾患
社会的要因	● 高齢化（本人、介護者） ● 介護力の不足 ● 経済的資源の不足 ● 福祉制度、サービスなどに関する情報不足

　います。外力により細胞自体が変形すると、このプログラムされた細胞死の割合が増加したり、細胞と細胞の間を充填する細胞外マトリックスの配列が変化したりすることで、細胞の障害が誘発されます。

　圧力によって生じた組織の阻血性障害だけでなく、複合的な要因により褥瘡は形成されます。

褥瘡の発生要因

　同じ外力が生じても、褥瘡が発生する人と発生しない人がいます。どのような違いがあるのでしょうか。褥瘡発生の要因は局所的要因、全身的要因、社会的要因に分類されます（表 1-1）。局所要因だけでも褥瘡は発生しますが、以下の3つの要因が重なることで褥瘡発生リスクが高まります。

局所的要因

　直接的な要因は外力ですが、外力に対する組織の耐久性（抵抗力）が褥瘡発生に影響します。浸軟している皮膚は表皮の角質細胞が膨潤し、結合が弱くなるため摩擦係数が上昇して、わずかな外力で組織損傷が生じやすくなります。同様に、皮膚の乾燥や菲薄、浮腫、黄疸などで皮膚は脆弱化し、組織耐久性が低下します。

全身的要因

　皮膚の脆弱化や骨突出、可動性・活動性の低下などを引き起こす基礎疾患や全身状態、治療などが挙げられます。

社会的要因

　特に在宅では介護力が不足しやすい状況にあります。介護力が不足すると食事摂取量が減少したり、寝たきりになったりして褥瘡の発生リスクが高まります。また、経済的な負担など患者や家族を取り巻く環境にも着目します。

引用・参考文献
1）日本褥瘡学会編．"褥瘡発生のメカニズム"．褥瘡予防・管理ガイドライン．東京，照林社，2009，18-9.
2）真田弘美，宮地良樹編．"褥瘡とは"，"褥瘡はなぜできる"．NEW 褥瘡のすべてがわかる．大阪，永井書店，2012，13-31.

（清藤友里絵）

2 創傷治癒過程

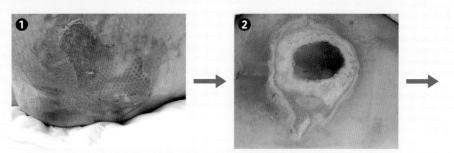

① 仙骨部にびらんを伴う深部組織損傷（DTI）を認めた。

② 壊死組織を伴う皮膚全層以深の潰瘍となった。

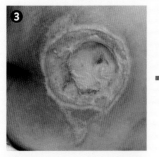

③ 外科的デブリードマンを施行し、徐々に壊死組織を切除したが、まだほぼ全面が壊死組織に覆われていた。

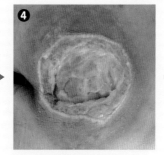

④ 徐々に壊死組織は除去され、肉芽面積が増えてきた。

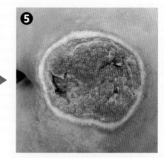

⑤ ほぼ全面が肉芽となった。表面は一部 critical colonization の状態で、メンテナンスデブリードマンを施行して経過観察した。

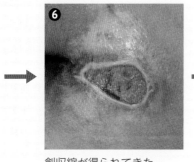

⑥ 創収縮が得られてきた。

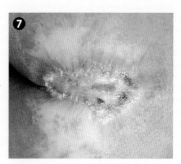

⑦ 中央に一部創の残存を認めるが、創収縮が得られ、ほとんど治癒した。

創傷治癒過程をミクロとマクロに分けて考えてみます。

ミクロの創傷治癒過程

正常な経過をたどる創傷治癒過程を以下に示します。

①出血期（受傷後数時間）＝止血のための期間

止血期とも呼びます。血小板が創部に集まり、フィブリン塊を形成し、止血が得られます。血小板は platelet-derived growth factor（PDGF）などの増殖因子を分泌し、白血球、マクロファージなどを創部に呼び寄せます。

②炎症期（受傷後約 3 日間）＝創の清浄化、細胞増殖因子の分泌

受傷部位に炎症が生じる時期です。具体的には、まず白血球が創部に集合します。白血球は蛋白分解酵素や活性酸素を産生し、壊死組織を融解させ、創部の殺菌を行います。役目を終えた白血球は急速にアポトーシス（＝細胞死）に陥ります。続いて、リンパ球、単球、マクロファージ、肥満細胞が創部に動員されます。これらの細胞は死滅した細胞を貪食したり、線維芽細胞増殖因子（fibroblast growth factor；FGF）、表皮細胞増殖因子（epidermal growth factor；EGF）などの細胞増殖因子、サイトカインを分泌します。それによって、次の増殖期へ移ることができます。

③増殖期（受傷後 3 〜 14 日間）＝肉芽形成、創収縮のための期間

単球やマクロファージは徐々にアポトーシスに陥ります。上述した細胞増殖因子、サイトカインにより呼び出された線維芽細胞が創面に集まり、コラーゲンを中心とした細胞外基質を産生することで、肉芽が形成されます。血管新生も活発になる期間で、血管内皮細胞が創面に増殖することで、毛細血管が新生されます。また、アクチンやミオシンなどのマイクロフィラメントと呼ばれるものを有する筋線維芽細胞により、創収縮が引き起こされます。

④成熟期（受傷後 14 日〜 6 カ月間）＝瘢痕形成、瘢痕の成熟

肉芽増生・上皮化が生じた後、耐久性のある組織（＝瘢痕組織）へ置き換わっていく期間です。線維芽細胞や毛細血管がアポトーシスにより減少し、コラゲナーゼやプロテアーゼといった酵素によって、コラーゲン線維が吸収されていきます。また、コラーゲンは分子構造が変化し、Ⅲ型コラーゲンから、より太いⅠ型コラーゲンへと置き換わっていきます。

創傷の正常な経過として、それぞれの期間の長さはおおむね上述した通りですが、褥瘡などのいわゆる慢性創傷では、期間が異なることが分かると思います。圧力などの外的要因を除いたミクロの世界で、慢性創傷では上述した炎症期から増殖期への移行がうまくいかないことにより、創傷治癒が遷延してしまいます。例えば、慢性創傷では滲出液中に炎症性サイトカインが持続的に認められたり、プロテアーゼが増加することでコラーゲンの分解が促進されていたりすることで、創傷治癒が遷延してしまっている状態です。

マクロの創傷治癒過程

　創傷の治癒過程を考えるにあたって、創傷増悪の過程と、それぞれの創部の所見を理解することが重要です。以下に創傷増悪（TIME 分類の T：Tissue の評価に当たります）の過程と、それぞれの創部の所見を示します。

①圧力による発赤（図 2-1）

　皮膚に発赤は認めますが、創形成はしていない状態です。適切な体圧分散処置や、予防的な被覆材貼布により、②以降への進行を予防することができます。皮膚表面には創傷を認めないが発赤を認めるものとして、深部組織損傷（deep tissue injury；DTI）、すなわち深い部位にある組織の損傷との鑑別が必要です（図 2-2）。DTI での皮膚はより暗く、内出血を来しているように見えます。感染を伴わない限りは除圧を行い保存的に経過観察しますが、比較的急速に②を経て③の所見を呈するようになります。①だと思って被覆材を貼布していたら、次に交換した際には③に至り感染していたという経緯は耳にすることがありますので、DTI を疑った際には注意深く経過観察し、③となった際には適切に軟膏・被覆材を選択する必要があります。

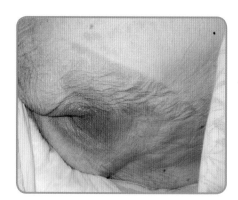

図 2-1　圧力による発赤

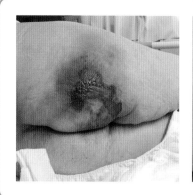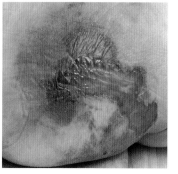

図 2-2　深部組織損傷（DTI）
本症例では、表面にびらん形成している。この後、びらん周囲の色調変化部位は全て皮下までの潰瘍となった。

②びらん（浅い真皮までの創、図2-3）

　皮膚にびらんを形成した状態であり、真皮浅層までの創であれば創面は赤く見えます。真皮深層にまで至ると、白色に見えるようになります。適切な体圧分散処置と、被覆材貼布によって治癒を図ることが可能です。上述したDTIの初期には、びらんや水疱形成を認めることもありますので、鑑別に注意が必要です。

③皮下に達する創（図2-4）

　真皮を超えてより深部まで到達してしまった状態です。軟膏や創部に充填する被覆材の選択が必要となります。創面に感染を認めなければ、局所陰圧閉鎖療法（negative pressure wound therapy；NPWT）の施行を検討可能です。徐々に肉芽増生を図りますが、創傷治癒を遷延させてしまうcritical colonization（図2-5）に対する、メンテナンスデブリードマンが必要となることが多いです（図2-6）。デブリードマンの方法に関しては第2章⑦をご覧ください。十分に肉芽増生が得られた後は、創の部位や大きさに応じて、保存的に上皮化を待つか、植皮術あるいは皮弁移行術などを選択します。

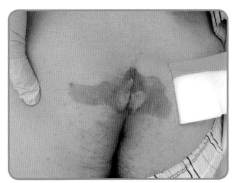

図 2-3　びらん
赤色部は真皮浅層まで、白色部は真皮深層までの損傷を疑える。

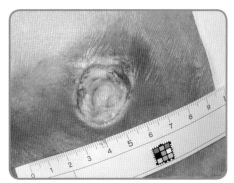

図 2-4　皮下に達する創
黄色部位は正常な脂肪織である。

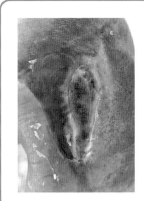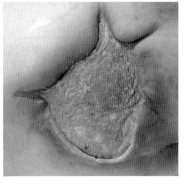

図 2-5　Critical colonization の状態
肉芽表面に白色のバイオフィルムが存在する。バイオフィルムは細菌が産生する粘液上の多糖体で、バイオフィルムに包まれるようにして細菌は創面に接着している。

④ 壊死組織の増加（図 2-7）

　　創面が白色〜黄色の壊死組織に覆われた状態です。原因としては除圧が適切に行えていない、感染を伴ったなどが考えられます。外科的なデブリードマンにつなげるために、壊死組織を軟らかくするための軟膏やゲル剤を使用したり、感染予防のためのヨード製剤を使用して経過観察します。デブリードマンの項（第2章 ⑦）に詳細は譲りますが、壊死組織が存在すると感染のリスクが上昇するため、外科的なデブリードマンを適宜施行して除去することが必要です。

⑤ 腱や骨の露出（図 2-8）

　　もともと骨が近い外顆・内顆や踵部では、③からあっという間に生じてしまうことがあります。適切なデブリードマンと、NPWT などの肉芽増生を図る処置に続き、皮弁移行術などが必要となります。

　　以上が主に深くなっていくことによる増悪の経過と、通常の対処法ですが、創傷治癒過程はそれを逆行させて考えていけばよいです。保存的に診て治癒し得た、典型的な症例を本項冒頭のページに提示します。

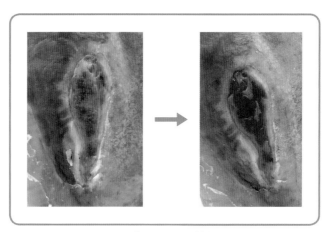

図 2-6　メンテナンスデブリードマン前後

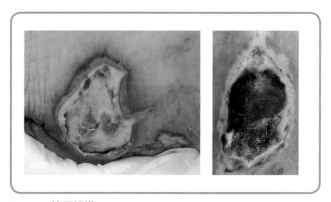

図 2-7　壊死組織
左：軟らかい壊死組織、右：硬く乾燥した壊死組織

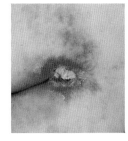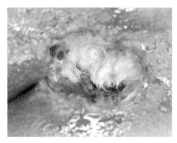

図 2-8　**骨の露出**
壊死組織と仙骨の露出を認める。

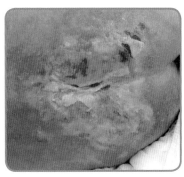

図 2-9　**創縁の状態：過浸軟**
中央が褥瘡であるが、周囲皮膚が滲出液に
よってもろくなり、新たな創となっている。

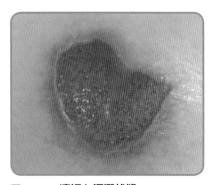

図 2-10　**適切な湿潤状態**
周囲皮膚は浸軟しておらず、徐々に上皮化が得
られてきていることが分かる。

　また、感染を伴うと、最初の創がどの段階であっても、一つ先のステージに進んでしま
いますので、感染の沈静化を早急に得ることはどの段階でも必要となります。
　上皮化が進んできた際には、創縁の評価が必要となります（TIME 分類の E：edge of
wound の評価に当たります）。創縁が過浸軟の状態（図 2-9）では、組織がもろく簡単に
剥がれてしまい、いつまで経っても上皮化は期待できません。滲出液量が多ければガーゼ
保護、少なくなってきたら適当な被覆材を使用するなどして、適切な湿潤状態（図 2-10）
で管理することで治癒が得られます。

だけでいい！ポイント

- 創傷治癒は、①出血期、②炎症期、③増殖期、④成熟期へ進み、慢性創傷では
②→③への移行が障害される。
- 発赤やびらんをみたら DTI に注意して経過観察する。
- 創縁は、上皮化を進行させるために適切な湿潤環境におくことが大切である。

（森重侑樹）

褥瘡のリスクアセスメント

表3-1 ブレーデンスケール

患者氏名：
評価者氏名：
評価年月日

知覚の認知 圧迫による不快感に対して適切に反応できる能力	**1. 全く知覚なし** 痛みに対する反応（うめく、避ける、つかむなど）なし。この反応は、意識レベルの低下や鎮静による。あるいは、体のおおよそ全体にわたり痛覚の障害がある。	**2. 重度の障害あり** 痛みにのみ反応する。不快感を伝えるときには、うめくことや身の置き場なく動くことしかできない。あるいは、知覚障害があり、体の1/2以上にわたり痛みや不快感の感じ方が完全ではない。	**3. 軽度の障害あり** 呼びかけに反応する。しかし、不快感や体位変換のニードを伝えることが、いつもできるとは限らない。あるいは、いくぶん知覚障害があり、四肢の1、2本において痛みや不快感の感じ方が完全ではない部位がある。	**4. 障害なし** 呼びかけに反応する。知覚欠損はなく、痛みや不快感を訴えることができる。	
湿潤 皮膚が湿潤にさらされる程度	**1. 常に湿っている** 皮膚は汗や尿などのために、ほとんどいつも湿っている。患者を移動したり、体位変換するごとに湿気が認められる。	**2. たいてい湿っている** 皮膚はいつもではないが、しばしば湿っている。各勤務時間中に少なくとも1回は寝衣寝具を交換しなければならない。	**3. 時々湿っている** 皮膚は時々湿っている。定期的な交換以外に、1日1回程度、寝衣寝具を追加して交換する必要がある。	**4. めったに湿っていない** 皮膚は通常乾燥している。定期的に寝衣寝具を交換すればよい。	
活動性 行動の範囲	**1. 臥床** 寝たきりの状態である。	**2. 座位可能** ほとんど、または全く歩けない。自力で体重を支えられなかったり、椅子や車椅子に座るときは、介助が必要であったりする。	**3. 時々歩行可能** 介助の有無にかかわらず、日中時々歩くが、非常に短い距離に限られる。各勤務時間中にほとんどの時間を床上で過ごす。	**4. 歩行可能** 起きている間は少なくとも1日2回は部屋の外を歩く。そして少なくとも2時間に1回は室内を歩く。	
可動性 体位を変えたり整えたりできる能力	**1. 全く体動なし** 介助なしでは、体幹または四肢を少しも動かさない。	**2. 非常に限られる** 時々体幹または四肢を少し動かす。しかし、しばしば自力で動かしたり、または有効な（圧迫を除去するような）体動はしない。	**3. やや限られる** 少しの動きではあるが、しばしば自力で体幹または四肢を動かす。	**4. 自由に体動する** 介助なしで頻回にかつ適切な（体位を変えるような）体動をする。	
栄養状態 普段の食事摂取状況	**1. 不良** 決して全量摂取しない。めったに出された食事の1/3以上を食べない。たんぱく質・乳製品は1日2皿（カップ）分以下の摂取である。水分摂取が不足している。消化態栄養剤（半消化態、経腸栄養剤）の補充はない。あるいは、絶食であったり、透明な流動食（お茶、ジュースなど）なら摂取したりする。または、末梢点滴を5日間以上続けている。	**2. やや不良** めったに全量摂取しない。普段は出された食事の約1/2しか食べない。たんぱく質・乳製品は1日3皿（カップ）分の摂取である。時々消化態栄養剤（半消化態、経腸栄養剤）を摂取することもある。あるいは、流動食や経管栄養を受けているが、その量は1日必要摂取量以下である。	**3. 良好** たいていは1日3回以上食事をし、1食につき半分以上は食べる。たんぱく質・乳製品を1日4皿（カップ）分摂取する。時々食事を拒否することもあるが、勧めれば通常補食する。あるいは、栄養的におおよそ整った経管栄養や高カロリー輸液を受けている。	**4. 非常に良好** 毎食おおよそ食べる。通常はたんぱく質・乳製品を1日4皿（カップ）分以上摂取する。時々間食（おやつ）を食べる。補食する必要はない。	
摩擦とずれ	**1. 問題あり** 移動のためには、中等度から最大限の介助を要する。シーツでこすれず体を動かすことは不可能である。しばしば床上や椅子の上でずり落ち、全面介助で何度も元の位置に戻すことが必要となる。痙攣、拘縮、振戦は持続的に摩擦を引き起こす。	**2. 潜在的に問題あり** 弱々しく動く。または最小限の介助が必要である。移動時皮膚は、ある程度シーツや椅子、抑制帯、補助具などにこすれている可能性がある。たいがいの時間は、椅子や床上で比較的よい体位を保つことができる。	**3. 問題なし** 自力で椅子や床上を動き、移動中十分に体を支える筋力を備えている。いつでも、椅子や床上でよい体位を保つことができる。		
					Total

©Braden and Bergstrom, 1988. 訳：真田弘美（東京大学大学院医学系研究科）／大岡みち子（North West Community Hospital. IL. U.S.A）

表 3-2　リスクアセスメント・スケールの特徴

スケール	特徴	外力							湿潤	栄養
		知覚の認知	活動性	可動性	摩擦とずれ	過度な骨突出	浮腫	関節拘縮		
ブレーデンスケール	・褥瘡発生要因の概念図より構成 ・予防対策としての看護介入が行いやすい	●	●	●	●				●	●
K 式スケール	・全段階要因と引き金要因に分けている ・Yes、No の二択方式 ・高齢者に限定してスケール開発	●	●	●	●	●			●	●
OH スケール	・他のツールと比べて項目が少なく、評価のばらつきが少ない ・日本人高齢者用 ・急性期患者に使用する場合はリスクの見落としに注意			●		●	●	●		
厚生労働省危険因子評価票	・日常生活自立度により褥瘡予防・ケア介入の必要性をスクリーニングする ・危険因子の評価からリスクの程度は測れない	●	●					●	●	●

［田中マキ子．ガイドラインに基づくまるわかり褥瘡ケア．東京，照林社，2016 年，p.16 より］

表 3-3　障害高齢者の日常生活自立度（寝たきり度）判定基準（厚生労働省）

生活自立	ランク J	何らかの障害などを有するが、日常生活はほぼ自立しており独力で外出する。 1. 交通機関などを利用して外出する。 2. 隣近所へなら外出する。
準寝たきり	ランク A	屋内での生活はおおむね自立しているが、介助なしには外出しない。 1. 介助により外出し、日中はほとんどベッドから離れて生活する。 2. 外出の頻度が少なく、日中も寝たり起きたりの生活をしている。
寝たきり	ランク B	屋内での生活は何らかの介助を要し、日中もベッド上での生活が主体であるが、座位を保つ。 1. 車椅子に移乗し、食事、排泄はベッドから離れて行う。 2. 介助により車椅子に移乗する。
	ランク C	1 日中ベッド上で過ごし、排泄、食事、着替において介助を要する。 1. 自力で寝返りをうつ。 2. 自力では寝返りもうてない

※判定に当たっては、補装具や自助具等の器具を使用した状態であっても差し支えない。

表 3-4　褥瘡に関する危険因子評価票（厚生労働省）

危険因子の評価	日常生活自立度　J（1、2）A（1、2）B（1、2）C（1、2）			対処
	基本的動作能力　（ベッド上、自力体位変換） 　　　　　　　　　（イス上　座位姿勢保持、除圧）	できる できる	できない できない	「あり」もしくは「できない」が 1 つ以上の場合、看護計画を立案し実施する。
	病的骨突出	なし	あり	
	関節拘縮	なし	あり	
	栄養状態低下	なし	あり	
	皮膚湿潤（多汗、尿失禁、便失禁）	なし	あり	
	皮膚の脆弱性（浮腫）	なし	あり	
	皮膚の脆弱性（スキン - テアの保有、既往）	なし	あり	

［記載上の注意］
1. 日常生活自立度の判定に当たっては「障害老人の日常生活自立度（寝たきり度）判定基準の活用について」（平成 3 年 11 月 18 日　厚生省大臣官房老人保健福祉部長通知 老健第 102-2 号）を参照のこと。
2. 日常生活自立度が J1 〜 A2 である患者については、当該評価票の作成を要しないものであること。

褥瘡発生を低減するためには、褥瘡発生のリスクを的確にアセスメントして、褥瘡発生を予測し、適切な予防的介入を行うことが必要です。褥瘡発生予測にはリスクアセスメント・スケールを用いることが有用とされています。リスクアセスメント・スケールにはさまざまなものがありますが、ここでは、「褥瘡予防・管理ガイドライン（第4版）」でも推奨されているブレーデンスケールと厚生労働省危険因子評価について説明していきます[1]。

ブレーデンスケール

ブレーデンスケールは、「知覚の認知」「湿潤」「活動性」「可動性」「栄養状態」「摩擦とずれ」の6項目で構成されています。それぞれの項目を1「最も悪い」〜4「最も良い」でアセスメントし、それぞれを点数化し、合計点を出します。合計点6〜23点で、合計点が低いほど褥瘡リスクが高いと判断されます。褥瘡発生の目安は、病院で14点、施設や在宅で17点とされています。各点数には、看護、介護者のマンパワーが反映されるため、施設や在宅では点数が高くなります。ブレーデンらは評価のタイミングについて、入院後24〜48時間以内に評価し、その後、急性期では48時間ごと、慢性期では1週間ごとと述べています[2]。表3-5はブレーデンスケールを付ける際の目的や評価のポイントです[3]。採点中にどちらの点数にしてよいか迷った場合は、点数の低い方を選択し、厳しめに評価することをお勧めします。

厚生労働省危険因子評価

厚生労働省危険因子評価（表3-4）は、入院時に「障害高齢者の日常生活自立度（寝たきり度）判定基準」（表3-3）を用いて評価します[4,5]。日常生活自立度（寝たきり度）判定基準が「寝たきり　ランクB/C」であり、危険因子は①日常生活自立度、②基本的動

表3-5　**ブレーデンスケールの評価項目とポイント**

項目	目的	ポイント
①知覚の認知	圧迫による不快感に対して、適切に反応できるかを調べる。	「意識レベル」と「皮膚の知覚：麻痺やしびれの程度、知覚・痛覚障害」の2つの状態を評価し、両者に点数の差がある場合は、低い点数を選択する。
②湿潤	皮膚が湿気にさらされる頻度を調べる。	失禁、発汗、ドレーンからの排液などによる湿潤も含む。なお、寝衣や寝具には、おむつも含まれる。おむつ使用のみとおむつ使用＋失禁があれば、おむつ使用のみの方が湿潤の点数は高くなる。
③活動性	行動範囲を調べる。	圧迫が除去される時間だけでなく、動くことによって血流の改善が図られているかどうかも調べる。ベッドからどれくらい離れて動くことができるか。
④可動性	自力で体位を変える能力を調べる。	骨突出の圧迫を取り除くために位置を変える力と、本人の意思も考慮される。なお、介助者による体位変換は除かれる。
⑤栄養状態	普段の食事の摂取状況を、カロリーとたんぱく質摂取量で評価する。	1日だけなく、約1週間の継続した状態を見て判断する。
⑥摩擦とずれ	ベッドからずり落ちる頻度、動きに対して必要な介助の量、シーツなどに擦れる頻度の3つで評価する。	摩擦とずれは同時に起こるので、1つの項目になっている。介助者の人数も考慮される。

[鈴木定ほか．ナースのためのやさしくわかる褥瘡ケア．ナツメ社，2015年，p.30 を参考に作成]

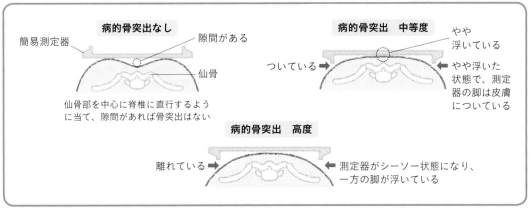

病的骨突出なし
簡易測定器 　隙間がある
仙骨
仙骨部を中心に脊椎に直行するように当て、隙間があれば骨突出はない

病的骨突出　中等度
やや浮いている
ついている
やや浮いた状態で、測定器の脚は皮膚についている

病的骨突出　高度
離れている
測定器がシーソー状態になり、一方の脚が浮いている

図 3-1　病的骨突出の見方［大浦武彦ほか．日本人の褥瘡危険因子「OH スケール」による褥瘡予防．日総研出版，2005 年，p.17 を参考に作成］

作能力（ベッド上での自力体位変換）（椅子に座った姿勢の保持、除圧）、③病的骨突出、④関節拘縮、⑤栄養状態低下、⑥皮膚湿潤（多汗、尿失禁、便失禁）、⑦皮膚の脆弱性（浮腫）、⑧皮膚の脆弱性（スキン - テアの保有、既往）の 8 項目で評価します（**表 3-4**）。1 つでも危険因子があれば、自立度が低く褥瘡発生の危険があると判断し、看護計画を立案することが決まりとなっています。危険因子が改善されるように看護計画をもとに皆でケア介入を行っていきます。厚生労働省危険因子評価は点数化されませんが、危険因子が多ければリスクは高いと考えてください。好発部位でも記載したように骨突出部には褥瘡が発生しやすいですが、病的骨突出の評価が分かりにくいため、**図 3-1** を参考にして評価しましょう[6]。

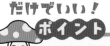

だけでいい！ポイント

- リスクアセスメント・スケール用いて褥瘡発生を予測することは大切である。
- ブレーデンスケールは、点数化することで看護ケア介入方法の見直しになる。
- 褥瘡の危険因子を知ることで、褥瘡発生の危険度が分かる。

引用・参考文献

1）日本褥瘡学会教育委員会ガイドライン改訂委員会．褥瘡予防・管理ガイドライン（第 4 版）．日本褥瘡学会誌．17（4），2015，487-557．
2）バーバラ・ブレーデン．"ブレーデンスケールを使った褥瘡発生危険度の予測：証拠に基づく臨床実践の一環として"．褥瘡ケアアップデイト．真田弘美監修．東京，照林社，1999，2-34．
3）鈴木定，古田恭子．ナースのためのやさしくわかる褥瘡ケア．第 2 版．東京，ナツメ社，30．
4）厚生労働省．障害高齢者の日常生活自立度（寝たきり度）判定基準．https://www.mhlw.go.jp/file/06-Seisakujouhou-12300000-Roukenkyoku/0000077382.pdf
5）褥瘡に関する危険因子評価票．https://www.mhlw.go.jp/topics/2008/03/dl/tp0305-1i_0002.pdf
6）大浦武彦，堀田由浩．日本人の褥瘡危険因子「OH スケール」による褥瘡予防．名古屋，日総研出版，2005，17．
7）田中マキ子．ガイドラインに基づくまるわかり褥瘡ケア．東京，照林社，2016，127p．
8）宮地良樹，真田弘美．よくわかって役に立つ 新・褥瘡ケのすべて．大阪，永井書店，2006，22-47．
9）日本褥瘡学会編．平成 30 年度（2018 年度）診療報酬・介護報酬改定　褥瘡関連項目に関する指針．東京，照林社，2015，79p．
10）日本褥瘡学会編．褥瘡ガイドック．東京，照林社，2015，272p．
11）鈴木定．写真で見る褥瘡処置マニュアル．第 3 版．名古屋，日創研出版，2002，118p．

（三原恵理）

4 褥瘡好発部位

仰臥位

仰臥位では仙骨部に体重の約44％が集中する。褥瘡の50～60％が仙骨部に生じる[1]。自力で体位変換できない場合、または自力で体位変換できても十分に体位を変えられない場合は注意する。頭や踵では狭い範囲（局所）で体重を支えるため、一点に圧がかかり褥瘡が発生しやすい。小児の場合、特に頭は注意が必要。

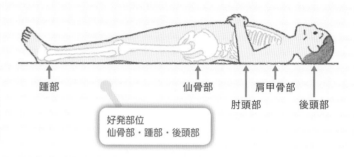

踵部　仙骨部　肩甲骨部　肘頭部　後頭部

好発部位
仙骨部・踵部・後頭部

側臥位

側臥位では狭い範囲（局所）で体重を支えるため褥瘡が発生しやすくなる。呼吸困難や疼痛などにより体の向きが制限される場合は注意が必要。肺がんや腎がんなど、側臥位での手術では長時間同一体位をとるため発生しやすい。

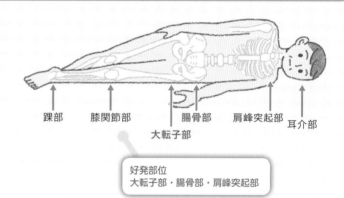

踝部　膝関節部　大転子部　腸骨部　肩峰突起部　耳介部

好発部位
大転子部・腸骨部・肩峰突起部

腹臥位

腹臥位では耳介部、頬部、膝などに発生する。局所で体重を支えるためである。脊椎の手術など腹臥位手術では長時間同一体位をとることで発生しやすい。呼吸不全の場合は腹臥位により呼吸改善に向けたケアを行うため注意が必要。

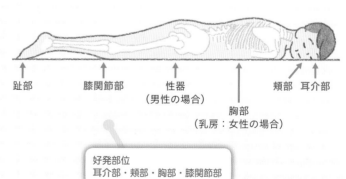

趾部　膝関節部　性器（男性の場合）　胸部（乳房：女性の場合）　頬部　耳介部

好発部位
耳介部・頬部・胸部・膝関節部

座位・車椅子座位

座位の場合、臀部でほぼ全ての体重を支えるため、リスクが高くなる。

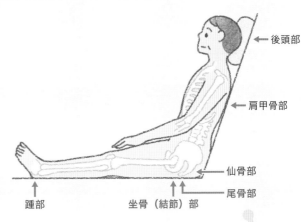

ベッドの角度が 30 度以上になると身体がずれ落ち、尾骨部の局所に圧がかかり褥瘡が発生しやすくなる。呼吸困難でベッドアップが多い場合、自力で体位が整えられない場合、骨突出の著しい場合は注意が必要。

後頭部

肩甲骨部

仙骨部

尾骨部

踵部　　坐骨（結節）部

好発部位
尾骨部・坐骨部

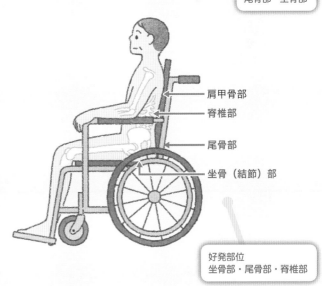

離床を促すため車椅子に座らせることで、尾骨や坐骨に褥瘡が発生しやすい。認知症などでは車椅子に移動させ見守ることが多いため、座らせっぱなしに注意する。麻痺があると身体が傾くこともあり、坐骨に発生しやすい。円背がある場合は脊椎に発生することがあるため注意が必要。

肩甲骨部

脊椎部

尾骨部

坐骨（結節）部

好発部位
坐骨部・尾骨部・脊椎部

これだけ⑬
押さえて
おこう！

- 離床させているからと安心せず、主となる姿勢での骨突出部の皮膚の観察が大切。
- 身体の特徴（下肢が外転しやすいなど）や好みの姿勢（TV の位置など）をアセスメントする。

褥瘡は主に骨突出部に発生し、体位によって好発部位は異なります。骨突出部は筋肉、脂肪などの軟部組織が少なく、限局性の圧迫を受けやすくなります。そのため、体位別の骨突出部位を理解する必要があります。

仰臥位

仰臥位では、仙骨部が一番の好発部位です。仙骨部には体重の約44%が集中すると言われており、寝たきりになると身体を動かすことができず、仰臥位の姿勢が長くなります。そのため、長時間圧力のかかる仙骨部に発生しやすくなります。高齢者で円背があれば、仰臥位での好発部位となります。踵部や後頭部も好発部位です。踵部や後頭部は、接皮面積が少なく局所に圧力が加わります。後頭部が突出している人、自力で顔を動かすことができない人では注意が必要です。また、足が外側に倒れやすい人であれば、踵部以外にも外顆や腓骨に沿って発生することがあります。

側臥位

側臥位では、大転子部、腸骨部、肩峰突起部が好発部位です。側臥位は仰臥位と比較すると、皮膚の接皮面積が少なく局所に圧力が加わります。そのため、大転子部や腸骨部には仰臥位時よりも高い圧力が加わります。側臥位では時折、体位変換が可能な場合でも、個々の好む体位にて発生することもあります（例：TV の位置や片肺による呼吸困難感で右側臥位が多いなど）。対応としては、TV の位置やベッドの位置を変えたり、疼痛コントロールを十分に行うことをお勧めします。

腹臥位

腹臥位では耳介部、頬部、胸部、膝関節部に圧力がかかります。特に腹臥位での手術など体動ができない場合は、頬部や耳介部に多く発生します。顔は外見上、問題となることもあるため注意が必要です。

手術前から、ずれ力予防のためにメピレックス® ボーダー プロテクトを使用することをお勧めします。また、術中に除圧が可能かなど、手術室での予防について手術室ナースと検討することも大切です。呼吸不全では腹臥位をとることもあるため、身体の向きを定期的に変えましょう。

座位・車椅子座位

座位では、尾骨部や坐骨部が好発部位となります。特に、ベッドアップでの座位時には、身体のずれも加わり、接皮面積も少ないため、尾骨部に局所の圧力が集中します。離床が進んでいるから、寝たきりでないからと安心せず、同じ姿勢が多い場合は注意します。

車椅子座位時にも座位時と同じ部位に発生しやすくなります。高齢者はせん妄予防や離

床のために車椅子での時間が長くなりやすい傾向があります。長時間座ることにより、姿勢が崩れ尾骨部に発生することも多く見られます。また、円背の方は、背もたれによる圧迫で発生することもあります。

身体のどこに骨突出が見られるか、ベッドに身体のどの部分が当たっているかなどを十分観察しましょう。

だけでいい！
ポイント

- 各体位での骨突出部が好発部位である。
- 接皮面積が少ない方が骨突出部の局所への圧力が高くなる（仰臥位より側臥位の方が発生しやすい）。
- 体位変換時には皮膚の観察が必須である。皮膚が赤くなっている部分は圧力が加わっている部位であり、褥瘡の発生リスクが高い。

引用・参考文献

1) 宮地良樹, 真田弘美. よくわかって役に立つ 新・褥瘡のすべて. 大阪, 永井書店, 2006, 2-3.
2) 日本褥瘡学会教育委員会ガイドライン改訂委員会. 褥瘡予防・管理ガイドライン（第4版）. 日本褥瘡学会誌. 17（4）, 2015, 487-557.
3) 日本褥瘡学会編. 褥瘡ガイドック. 東京, 照林社, 2015, 272p.
4) 鈴木定, 古田恭子. ナースのためのやさしくわかる褥瘡ケア. 第2版. 東京, ナツメ社, 191p.
5) 医療情報科学研究所編. "創傷管理". 看護技術がみえる vol.1 基礎看護技術. 東京, メディックメディア, 2014, 278.

（三原恵理）

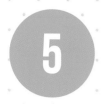

5 体圧管理

体圧分散マットレスの効果

マットレスによる体圧の違い

標準マットレス

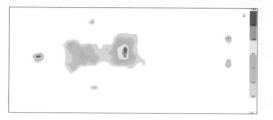

高機能マットレス

身体とマットレスとの接触面の圧力を軽減し、局所に圧がかかるのを防ぐ。

圧再分配

❶沈み込みがない。

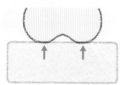

身体を点で支えている。

❷沈み込みはあるが、包む機能がない。

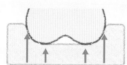

沈み込むが、身体の凹凸に合わせた圧再分配は行えていない。

❸沈み込み・包み込みの機能がある。

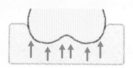

接触面積が増え、圧再分配ができている。

体圧分散寝具は、沈み込みや包み込みにより身体の接触面を増やして圧の再分配を図る、もしくは、接触部分を変えることで圧の低減を図る。

簡易体圧測定器

簡易体圧測定器では、仙骨部、踵部などセンサーを当てた部位の体圧測定ができる。測定時は、皮膚に当てて測定するが、実際には感染管理上、ビニール袋などに入れて測定を行う。

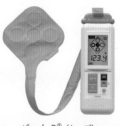

危険域は50mmHg

パーム Q®（ケープ）

体圧分散マットレスの一例

ウレタンフォームマットレス

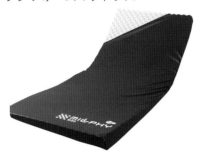

ミルフィ（ケープ）
厚さ：10cm
対象：自分で動ける人〜一部介助
特徴：沈み込みを抑えて起き上がりをサポート

ウレタンフォームマットレス

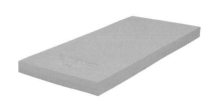

テルサコール（モルテン）
厚さ：12cm
対象：自分で動ける人〜一部介助
特徴：リバーシブル、離床センサー

高機能マットレス

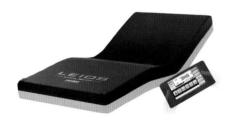

レイオス（モルテン）
特徴：全身の体圧や体動を計測し可視化できる。

高機能マットレス

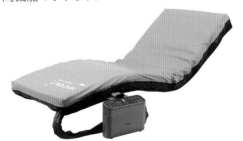

スモールチェンジ ラグーナ（ケープ）
特徴：自動体位変換スモールチェンジ機能搭載

POINT

- ウレタンフォームはへたりを、圧切り替え型エアマットレスは正しく作動しているかをチェックする。
- シーツを張りすぎると「ハンモック現象」が起こり、体圧分散の効果がなくなる。
- エアマットレスの作動チェックポイント（各勤務1回チェックする）
  ①電源は入っているか
  ②異常ランプが点灯していないか
  ③エアセル内圧は適切か
    内圧が低い⇒底付き現象が起こる。内圧が高い⇒体圧分散効果がなくなる。
  ④チューブやコネクターが正しく接続され、屈曲や閉塞がないか（CPRコネクター、エアチューブとポンプなど）

「身体に加わった外力は骨と皮膚表層の間の軟部組織の血流を低下、あるいは停止させる。この状況が一定時間持続されると組織は不可逆的な阻血性障害に陥り褥瘡となる」（日本褥瘡学会）とされています。外力とは、「圧力」「ずれ力」を指し、これらを低減もしくは排除することが褥瘡予防には重要となります。

褥瘡予防の原則は、①外力の大きさを減少させる、②外力の持続時間を短縮する、ことです。原則に基づいて管理していくことが褥瘡の予防の前提にあり、その具体的なケアは、適切な体圧分散寝具の活用とポジショニング、体位変換です。

マットレスの分類

付属の標準マットレスの上に設置するか、ベッドのフレームに直接設置するかで、上敷きマットレスと交換マットレスに分けられます（**表 5-1**）。エア、ウレタンフォーム、ゲル、ゴムなどの材質で分類され、複数の素材で構成されているマットレスをハイブリッドマットレスと言います。また、エアマットレスには二層式、三層式があります。

主に、自力体位変換ができる人はウレタンフォームマットレス、自力体位変換が行えない人はエアマットレスを選択します。自立度が高い人は厚さ 10cm 未満のウレタンフォームマットレス、褥瘡リスクが高い人や褥瘡発生後はより体圧分散性能が高い交換／圧切替型／エアマットレスを選択します。自力体位変換が行える場合でも、頭側挙上を行う状況にある人には体圧分散効果の高いマットレスを選択します。

そのほかの機能として、体位変換機能や頭側挙上のモード、体重設定、CPR 対応、蒸れ対策など各社でさまざまな特徴があります。自分の施設でどの体圧分散マットレスを使用しているかを把握し、その特徴を理解して使用するようにしてください。

体圧分散マットレス／圧再分配

通常のマットレスは、身体の凹凸に合わせた沈み込みが少なく接触面積も狭いため、身体を点で支えている状態です。そのため、点で支えている部分の体圧が高くなります（28 ページの図「圧再分配」を参照）。体圧分散マットレスでは、身体の凹凸に合わせて沈み、凹凸を包み込んで管理できます。マットレスの素材により沈み込みと包み込みが大きいほど接触面積が広く体圧が低くなります。また、圧切替型エアマットレスでは接触部分が時間によって変化し、加圧と減圧を繰り返すため、持続的にかかる体圧をより低減し、圧を再分配させることができます。

「褥瘡予防・管理ガイドライン（第 4 版）」では、以下のように示されています[1]。

• 褥瘡発生率を低下させるために体圧分散マットレスを使用することは有効か：褥瘡発生率を低下させるために体圧分散マットレスを使用するよう強く勧められる【推奨度 A（十分な根拠があり、行うよう強く勧められる）】。

• 自力で体位変換できない人にどのような体圧分散マットレスを使用すると褥瘡予防に有効か：圧切替型エアマットレスを使用するよう勧められる【推奨度 B（根拠があり、行うよう勧められる）】。交換フォームマットレスを使用してもよい【推奨度 C1（根拠は

表 5-1　**主な体圧分散マットレスの分類の一例**

上敷きマットレス	標準マットレスの上に敷いて使用する	圧切替型エアマットレス 静止型エアマットレス 静止型ウレタンフォームマットレス
交換マットレス	ベッドのフレームに直接置いて使用する	圧切替型エアマットレス 静止型エアマットレス 静止型ウレタンフォームマットレス 圧切替型ハイブリッドマットレス 静止型ハイブリッドマットレス

限られているが、行ってもよい）】。

　体圧分散マットレスは、使用者の活動性、可動性、自力体位変換の有無の状態によって何を使用するかを選択していく必要があります。ウレタンフォームマットレスは、長く使用していると「へたり」という現象が起こり、効果的な体圧分散が行えません。使用前・使用中にへたりのチェックを行います。また、圧切替型エアマットレスは正しく使用できているか、作動状況は問題ないか各勤務で確認を行います。

簡易体圧測定器

　褥瘡リスクのある箇所にセンサーを当てて測定を行います。パーム Q® の場合、50mmHg以下になるように体位やクッションなどで調整を行っていきますが、体位調整直後ではなく体位が安定したところで測定するよう勧められています。測定時には、オムツやパッドの上からではなく皮膚に当てて測定しますが、感染管理上、ビニール袋などに入れて測定を行います。

　体圧測定のタイミングは、褥瘡リスクをアセスメントし、発生リスクがあるとき、褥瘡発生時、ケア変更時、マットレス変更時などです。ケアの妥当性、マットレスの適切性を評価していきます。

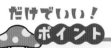

だけでいい！ポイント

- 褥瘡発生の予防には外力（圧力・ずれ力）を低減もしくは排除することが大切である。
- 体圧分散マットレスは、身体とマットレスとの接触面の圧力を軽減させ、体圧の管理に必要不可欠な用具である。

引用・参考文献
1）日本褥瘡学会教育委員会ガイドライン改訂委員会．褥瘡予防・管理ガイドライン（第4版）．日本褥瘡学会誌．17（4），2015，487-557．

（二ッ橋未来）

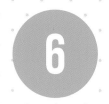

6 外力（圧力とずれ力）の解除

ずれ力のメカニズム

頭側挙上時

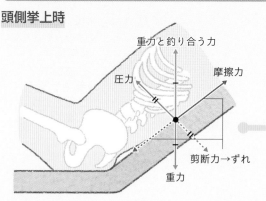

[酒井梢ほか. 体圧分散ケアとしてのポジショニング. エキスパートナース. 24 (1), 2008, 30-3 より]

- 圧迫されている部位にずれ力が加わると、組織が引っ張られ血管が虚血状態となる。
- 頭側挙上では、身体とベッドの接触面全体にずれ力が生じ、40度になるとずれ力が最大になる。

30度以下が推奨！

ポケットのある褥瘡

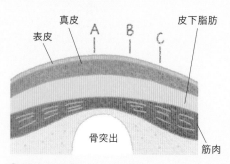

①通常の状態

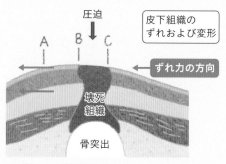

②ずれと圧迫が加わる

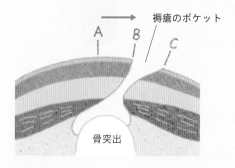

③ポケット形成

ポケットのある褥瘡で治癒に向かわないケースでは、ずれ力が大きく関与していることがある。

ずれ力の影響を最小限にするためには、頭側挙上は30度までとする！！

30 度側臥位

臥筋あり

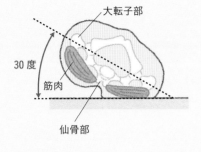

30 度

筋肉

大転子部

仙骨部

臥筋なし

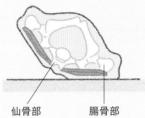

仙骨部　　腸骨部

- 30度側臥位は、仙骨部にかかる圧を避けるため臥筋で体重を支える体位である。
- 臥筋がなく、るい痩のある人は、仙骨部や大転子部、腸骨の骨突出部に高い圧がかかるため注意が必要！

車椅子

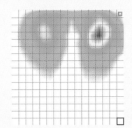

90 度座位

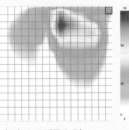

仙骨座り

麻痺など傾き時

車椅子上では坐骨部に高い圧力が加わる。この状態から、腰を前にずらして座る「仙骨座り」になると尾骨部に、左右のどちらかに傾くと坐骨部と大転子部により高い圧がかかり、ずれ力も加わることで褥瘡発生のリスクが高くなる。

生活の中で車椅子での座位が長い場合には、適切な座位姿勢や座位時間の制限、クッションの選択を行う！

車椅子用クッション

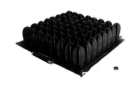

ロホ クァドトロセレクト® ミドルタイプ（アビリティーズ・ケアネット／ペルモビール）

特徴：柔軟なエアセルが皮膚をずれや摩擦から守る。優れた除圧効果。座位保持困難な人にも適している。

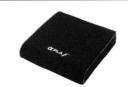

アルファプラ F クッション（タイカ）

特徴：高い体圧分散効果、座位姿勢の安定。

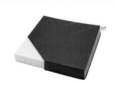

アルトネ（ケープ）

特徴：低反発ウレタンフォームで体圧分散効果があり座り心地が良い。設置方向フリー。

圧力がかかった部位にずれ力が加わると、皮膚や組織内部が引っ張られ、組織の機械的変形、阻血性障害が起こります（図6-1）。頭側挙上や体位変換時には、必ずずれ力が発生しています。そのずれ力を解除することが褥瘡予防、褥瘡治癒に必要なケアとなります。

ポケットを有する褥瘡でのずれ力の解除

　ポケットのある褥瘡の原因には2種類あり、①初期型ポケット、②遅延型ポケットです。初期型ポケットでは、深部損傷褥瘡（deep tissue injury；DTI）や褥瘡の感染により皮下の壊死組織が融解した後、創傷全周にポケットが見られます。遅延型ポケットは、外力（圧力＋ずれ力）によって生じます。体位変換時にずれ力を解除しないでいると、ずれ力が加わったままその部位の組織に圧力が加わり、ずれとは反対側にポケットを形成します。初期型ポケット形成後、外力により一部のポケットが残存したり、ポケットを有する褥瘡がなかなか治癒に至らない、ポケットの拡大が見られた場合には、体位変換後の圧抜きを忘れずに行うようにしてください（次項⑦「体位変換」を参照）。また、大転子部のポケットを有する褥瘡は、股関節の動きで創面にずれが生じます。大きく股関節を動かさない、体位変換のスケジュールを調整し圧力がかかる時間を少なくするなど、理学療法士と協働しながらリハビリと褥瘡ケアを行う必要があります。

頭側挙上時のずれ力の解除

　頭側挙上時（背上げ・背下げ時）には、大きな外力がかかります。頭側挙上を行うと身体の重みで下にずれ、そのとき、ベッドに接している身体が引っ張られている感覚になります。組織内部に引き伸ばされたりねじれるような応力が加わり、阻血性障害や組織損傷が起こってしまうため、ずれを解除する必要があります。頭側挙上40度でずれ力が最大となるため、30度以下が推奨されています。

　「褥瘡予防・管理ガイドライン（第4版）」では、「臀部の褥瘡を保有する患者には、どのようなポジショニングが褥瘡治癒促進に有効か：30度側臥位・頭部挙上位以外のポジショニングを行ってもよい【推奨度C1（根拠は限られているが、行ってもよい）】」とされています[1]。また、「在宅褥瘡予防・治療ガイドブック」では、「頭側挙上では、ずれ力

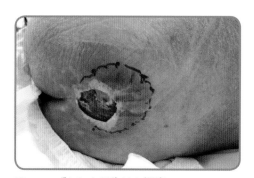

図 6-1　ずれにより生じた褥瘡

排除のために頭側挙上角度は30度までとする【推奨度C1（根拠は限られているが、行ってもよい)】」とされています[2]。

　褥瘡を保有する、褥瘡リスクが高い人には頭側挙上30度以下で管理をしていく必要があります。

車椅子でのずれ力解除

　車椅子では、姿勢により接触位置・接触圧の変化が起こります。骨突出がある、座位時間が長い、座位保持が困難な場合には、車椅子用クッションを使用したり、適切な姿勢を保持する必要があります。また、外力の持続時間を短くするため、その人の状態に応じて15分～1時間に1回の外力の排除を行います。

だけでいい！ ポイント

- 点ではなく面で支えて、接触面積を増やそう。
- ずれは必ず発生する。ケアの最後は、ずれ力排除を実践しよう。
- クッション・マットレスが患者に合っているか考えよう。

引用・参考文献
1) 日本褥瘡学会教育委員会ガイドライン改訂委員会. 褥瘡予防・管理ガイドライン（第4版）. 日本褥瘡学会誌. 17（4）, 2015, 487-557.
2) 日本褥瘡学会編. 在宅褥瘡予防・治療ガイドブック. 第3版. 東京, 照林社, 2015, 240p.
3) 日本褥瘡学会編. 褥瘡ガイドック. 東京, 照林社, 2015, 272p.
4) 大浦武彦. 創面をみればすべてがわかる：見て・考える褥瘡ケア：ここで差がつくテクニック. 東京, 中山書店, 2012, 157p.
5) 丹波光子監修. 褥瘡ケアデビュー：評価・選択・実行できる. 東京, 学研メディカル秀潤社, 2016, 134p.
6) 舘正弘監修. 褥瘡治療・ケアの「こんなときどうする？」. 東京, 照林社, 2015, 257p.

（二ッ橋未来）

7 体位変換

頭側挙上

STEP 1 大転子部と膝関節のベッドのリクライニングポイントを合わせる。下肢側にずれやすいため、10cm 程度頭側に寄るとちょうどよいポジションになる。

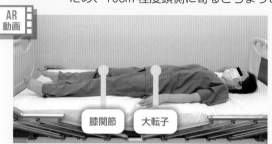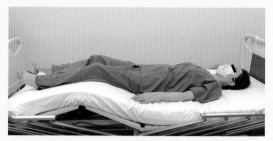

STEP 2 足側を挙上する。

STEP 3 膝関節側のリクライニングポイントが合わない場合には、大転子部の方を合わせて、膝関節の方に大きめのクッションを入れる。支持面積を広くとり踵部は浮かせる。

STEP 4 頭側を挙上し、下肢側を下げる。

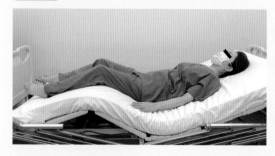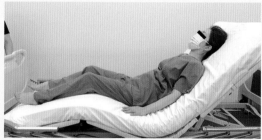

STEP 5 頭部、背部、臀部、下肢の圧抜きをする。

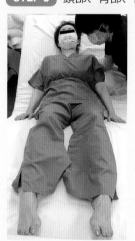

背上げ後の体圧

背抜き後の体圧

POINT
- ポジショニング専用グローブを用いると、安楽にずれを解除することができる。
- 背中をベッドから離す場合には、脊柱・臀部をベッドからしっかり離すように行う。

側臥位

AR動画

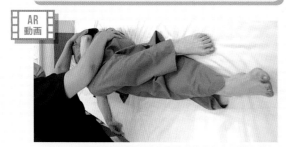

側臥位は実践の場で多く行う体位変換の一つ。安楽な姿勢で良肢位を保持できるようクッションを用いて体位の調整を行う。

下肢挙上

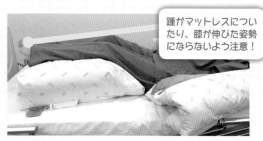

踵がマットレスについたり、膝が伸びた姿勢にならないよう注意！

踵の除圧のため浮かせる姿勢を保つ場合には、膝を軽く屈曲させ下肢全体にクッションを挿入する。

車椅子

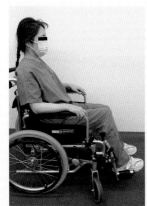

車椅子座位姿勢

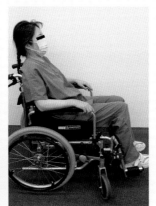

仙骨座り

車椅子の基本姿勢として、90度ルールに則り、座位姿勢を保持する。90度に保てるよう身体に合った車椅子を選択する。

AR動画

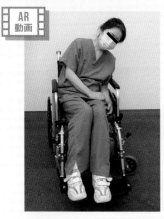

傾き時の姿勢

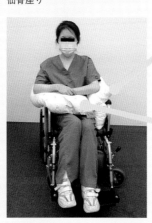

姿勢調整後

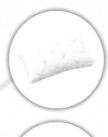

片麻痺などで左右に傾いてしまう場合には、健側の上肢にクッションを入れ、麻痺側の隙間部分にクッションで埋めて座位姿勢を保持する。

上段　ロンボポジショニングピロー＆クッション RF3
下段　ロンボポジショニングピロー＆クッション RM4-H
　　　（ケープ）

体位の調整

　体位の調整を行う際には、①患者が安楽であるか、②左右対称か、③ねじれや歪みはないかを確認する必要があります。長時間不安定な姿勢でいることは精神的なつらさだけではなく、筋緊張を誘発し拘縮が進む原因になります。また、楽な姿勢に戻ろうと動いてしまうこともあるため、個人の体型や可動性、麻痺や拘縮の程度、患者の好みに応じた体位の選択を行う必要があります。さらに、左右対称性を保持し、ねじれや歪みをなくすため、良肢位を基本として体軸を中心に肩と骨盤が平行か、左右どちらかが上がっていないかを見て自然な体勢にします。特に麻痺や拘縮があると身体の変形からねじれた姿勢になるため、肩と骨盤のラインが平行になるように調整します。

体位変換間隔

　体位変換間隔は患者の状態（可動性や活動性、組織耐久性、呼吸や循環・疼痛など全身状態、皮膚状態など）やマットレスの種類によって決定されるため、一概に決めることはできません。「褥瘡予防・管理ガイドライ（第4版）」には体位変換間隔として、「ベッド上では、何時間ごとの体位変換が褥瘡予防に有効か：基本的に2時間以内の間隔で体位変換を行うよう勧められる【推奨度B（根拠があり、行うよう勧められる）】」とされています[1]。標準マットレスの場合には、2時間を超えない範囲で体位変換を実施し、患者の活動性や可動性、骨突出などを観察・アセスメントし、褥瘡リスクが高い患者には体圧分散マットレスの使用を検討します。

　また、「体圧分散マットレスを使用する場合、何時間ごとの体位変換が褥瘡予防に有効か：粘弾性フォームマットレスを使用する場合には、体位変換間隔は4時間以内の間隔で行うよう勧められる【推奨度B】。上敷二層式エアマットレスを使用する場合には、体位変換間隔は4時間以内の間隔で行ってもよい【推奨度C1（根拠は限られているが、行ってもよい）】とされています[1]。

　体位変換間隔を決定していく上では、NPUAP/EPUAP/PPPIAのガイドラインに「体位変換の頻度を決定する際は、使用中の体圧分散マットレスについて考慮する」「患者ごとの組織耐久性、活動性および可動性レベル、全身状態、全体的な治療方針、皮膚の状態、安楽を考慮して体位変換の頻度を決定する」と記載されています[2]。栄養状態や皮膚湿潤・乾燥、浮腫、循環動態や呼吸状態、体位ドレナージの必要性、褥瘡の有無を観察・アセスメントし決定していく必要があります。

　標準マットレスの場合、2時間ごとの体位変換を行い、粘弾性フォームマットレスや上敷二層式エアマットレスを使用している場合には、4時間を超えない範囲で体位変換を行います。自動体位変換機能が搭載されているマットレスでは、体位変換のスピードが調整できます。睡眠の確保やケア者の負担軽減などで利用されます。

頭側挙上

　　頭側挙上を行う際は、身体の屈曲する位置とベッドの屈曲する位置とを合わせることで
ベッド挙上時に身体の位置が合うため、大転子部とベッドのリクライニングポイントを確
認します。このとき下側にずれやすいため、10cm 程度頭側に移動させてからベッドを挙
上させていくのがポイントです。次いで足側のベッドを挙上させます。大転子部にリクラ
イニングポイントを合わせると膝関節が合わなくなる場合には、下肢全体にクッションを
入れて調整し、下肢側の挙上は行わないようにします。頭側を挙上し、足側を少し下げて
位置を調整します。

　　頭側挙上を行うと、必ず身体の重みで下にずれていきます。このずれを解消するため
に、背抜き・足抜きは必須です。背抜きを行う際には、肩と腰部を持って脊柱をしっかり
離すように行います。頭部や臀部も忘れずに行いますが、ずれやすい人や体重がある人は
ポジショニング専用グローブを用いると安楽にずれを解除することができます。

睡眠時や疼痛による可動制限があるときの体位変換

スモールチェンジ法

　　小枕をマットレスの下に挟み、訪室ごとに一側の肩・腰・下肢、反対側の下肢・腰・肩
の順に小枕を移動させる方法です[3～5]。患者が身体を大きく動かせない状態にある場合
など、患者に大きな動作を要さずに接触圧の変化が行えるため、ケア者の負担も軽減でき
ます。

　　また、体位変換による患者の覚醒を減らすことができるため、夜間の睡眠を確保できま
す。途中覚醒のない睡眠の提供で、睡眠の質を上げることができます。

小枕法

　　マットレスの下に小枕を挿入し、6カ所の身体部分（右足→右腰→右肩→左肩→左腰→
左足）を時計回りに移動させる方法です。

グローブ法

　　摩擦係数の少ないグローブ（図 7-1）を用いてマットレスに接する身体部分に手を抜き

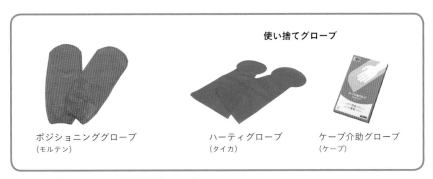

使い捨てグローブ

ポジショニンググローブ　　ハーティグローブ　　　　ケープ介助グローブ
（モルテン）　　　　　　　（タイカ）　　　　　　　　（ケープ）

図 7-1　ポジショニング専用グローブ
ポジショニング専用グローブを使用すると、体重のある人へのずれ力解除にも大きな力を使う必要が
なく、褥瘡への負担も少なくなる。

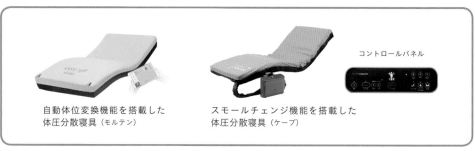

自動体位変換機能を搭載した
体圧分散寝具（モルテン）

スモールチェンジ機能を搭載した
体圧分散寝具（ケープ）

コントロールパネル

図 7-2　高機能体圧分散寝具

差しすることで、マットレスに接する圧とずれを解除する方法です。

その他

身体とマットレスの間に手を挿入し、マットレスを押し付けて体圧を一時的に解除する方法や、高機能体圧分散寝具（図 7-2）を活用する方法もあり、体位変換、ポジショニングの目的に沿って、患者に適した方法を選択します。

側臥位

「褥瘡予防・管理ガイドライン（第 4 版）」には、「ベッド上の体位変換では、どのようなポジショニングが褥瘡予防に有効か：30 度側臥位、90 度側臥位ともに行うよう勧められる【推奨度 B（根拠があり、行うよう勧められる）】」とあり、側臥位は褥瘡予防に有効な体位です[1]。しかし 30 度側臥位は臀筋で支える姿勢をとるため、栄養状態が低下した患者や骨突出のある患者では、仙骨や大転子部に体圧がかかり有効な除圧が行えません。90 度側臥位でも腸骨に高い体圧がかかること、安楽な姿勢の保持が難しいこともあり、患者の状況に応じて 30 度・90 度側臥位、シムス位など体位の選択を行っていく必要があります。

側臥位に体位変換を行うと体軸がねじれた姿勢になりがちです。冒頭に記載した通り、身体の歪みやねじれがないようにクッションを活用して調整を行います。最初に、向く方向の正面に顔の位置を向け、向く方向の反対側の膝を立てたら、肩と腰を持って横に向けます。背部全体と骨盤、下肢を支えるためのクッションを挿入します。体軸が真っ直ぐになるように、頭の位置が上下していないか、骨盤の位置が向いている方向の正面になっているか、肩と腰のラインが平行になっているかを確認しながらクッションで調整します。左右対称性や歪みの調整を気にしすぎて拘縮や麻痺側に無理な姿勢をとってしまうと緊張や骨折などの原因になるため、過剰に行う必要はありません。患者にとっての安楽な姿勢を基本とし、良肢位を保てるようにしていきます。

下肢挙上

踵部は褥瘡頻度の高い部位であるため、褥瘡リスクをアセスメントし、必要時には踵がマットレスにつかないよう管理します。クッションを挿入する際は、軽く膝を曲げ、下肢

全体で支えるようにします。クッションが高すぎると仙骨に高い体圧がかかるため注意が必要です。

車椅子

　車椅子では、股関節、膝関節、足関節が90度になるように姿勢と車椅子を調整します。足底が浮いていると身体のバランスが悪く姿勢保持が困難になります。逆にフットプレートの位置が高いと仙骨に高い体圧がかかります。座面に大腿後面、フットプレートに足底をしっかりつけた状態になるようにします。麻痺があり片方に傾いてしまう場合には、麻痺側に傾くため健側の脇から上肢にクッションを入れて支え、麻痺側の車椅子とのスペースの隙間を埋めます。車椅子上での生活の時間が長い場合、褥瘡リスクのある患者には、車椅子用クッションを用いて体圧分散を行います。

　自分で姿勢変換ができない高齢者は、連続座位時間の制限を行った方がよいとされています[1]。皮膚の状態、接触圧などを確認しながら座位時間を決定していきます。除圧の方法には、前傾姿勢や側屈姿勢、プッシュアップ、車椅子のティルト機能の活用などがありますが、10秒程度の除圧では効果は低いため、まとまった時間の姿勢変換を行います。

だけでいい！ ポイント

- 患者が安楽な姿勢であることを優先し、良肢位を保持する。
- 患者の状態、状況に応じて体位変換の方法を検討する。
- 体位変換時には必ず「ずれ」が生じる。ずれをなくそう。

引用・参考文献
1) 日本褥瘡学会教育委員会ガイドライン改訂委員会. 褥瘡予防・管理ガイドライン（第4版）. 日本褥瘡学会誌. 17（4）, 2015, 487-557.
2) National Pressure Ulcer Advisory Panel, European Pressure Ulcer Advisory Panel and Pan Pacific Pressure Injury Alliance. Prevention and Treatment of Pressure Ulcers: Quick Reference Guide. Haesler E. ed. Perth, Cambridge Media, 2014.
3) 舘正弘監修. 褥瘡治療・ケアの「こんなときどうする？」. 東京, 照林社, 2015, 257p.
4) 田中マキ子. ポジショニングの最新. 日本褥瘡学会誌. 18（2）, 2016, 96-103.
5) ペヤ・ハルヴォール・ルンデ. 移動・移乗の知識と技術：援助者の腰痛予防と患者の活動性の向上を目指して. 中山幸代, 幅田智也監訳. 東京, 中央法規出版, 2005, 35-49.
6) 日本褥瘡学会編. 褥瘡ガイドック. 東京, 照林社, 2015, 272p.
7) 大浦武彦. 創面をみればすべてがわかる：見て・考える褥瘡ケア：ここで差がつくテクニック. 東京, 中山書店, 2012, 157p.
8) 丹波光子監修. 褥瘡ケアデビュー：評価・選択・実行できる. 東京, 学研メディカル秀潤社, 2016, 134p.
9) 日本褥瘡学会編. 在宅褥瘡予防・治療ガイドブック. 第3版. 東京, 照林社, 2015, 240p.
10) 臺美佐子ほか. スモールチェンジシステム搭載型エアマット導入による褥瘡予防効果；長期療養型施設におけるパイロットスタディ. 日本創傷・オストミー・失禁管理学会誌. 22（4）, 2018, 357-62.

（二ッ橋未来）

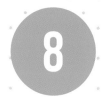

8 原因別褥瘡予防
① 骨突出

ポリウレタンフィルムドレッシング材の貼付

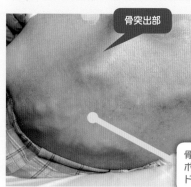

> 骨突出部

> 骨突出部を見つけたら
> ポリウレタンフィルム
> ドレッシング材を貼付

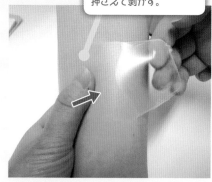

> 皮膚の変形を防ぐため、
> 片方の手は矢印の部分を
> 押さえて剥がす。

貼付時の注意点

- 浮腫、乾燥などのある患者には貼付しない。
- 剥離時に皮膚損傷を起こし、スキン-テアを起こすことがあるため、貼付してよい皮膚かを見極める。

剥がし方

- 皮膚に対して水平に引き伸ばしながら剥がすことで、剥離刺激を低減する。

高度な骨突出の場合の対応（その１）

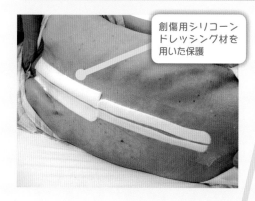

> 創傷用シリコーン
> ドレッシング材を
> 用いた保護

（例：円背や仰臥位を得手体位とするなど）

STEP 1 創傷用シリコーンドレッシング材を切る。

STEP 2 脊柱を挟み込むように貼付。骨突出の頂点となる部分には貼付せず、間隔を空けて貼付する。

STEP 3 創傷用シリコーンドレッシング材の上にポリウレタンフィルムドレッシング材を貼付する。

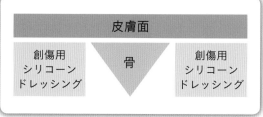

皮膚面		
創傷用 シリコーン ドレッシング	骨	創傷用 シリコーン ドレッシング

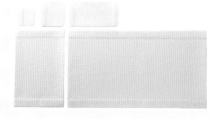

エスアイエイド ® （アルケア）

体圧測定

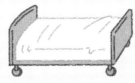

骨突出部

体圧が 40mmHg 以上で
あれば、体圧分散寝具を
選択

シーツの敷き方

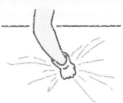

マットレスを押さえると
中心に皺が寄るくらい、
ゆとりを持たせて敷く。

- 体圧分散寝具の機能を生かすため、シーツはピンと張らず、緩めに敷く。
- エアマットのエアセルの形状が見える程度にゆとりを持たせる。
- シーツを敷いた上からマットレスの中央部分をイラストのように押さえて、マットレスの中央に向かって皺が寄るのを目安にする。

高度な骨突出の場合の対応（その２）

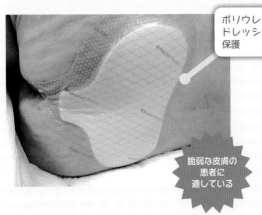

ポリウレタンフォーム
ドレッシング材による
保護

脆弱な皮膚の
患者に
適している

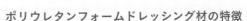

メピレックス®ボーダー
プロテクトせんこつ用
（メンリッケヘルスケア）

ポリウレタンフォームドレッシング材の特徴

- 上層がフィルムドレッシング材で覆われ、滑りを良くし、摩擦を低減する。
- シリコーン粘着剤を使用しており、剥離刺激を低減する。

これだけは
押さえて
おこう！

患者の体位によるが、発生のメカニズムからも分かるように、圧力がかかり骨によって筋肉が圧迫される部位に褥瘡は発生する。患者の体型や得手体位の有無、どの部位に圧迫が加わるのか注意深く観察する。

- 骨突出を見つけたらまず、簡易式体圧測定器を用い骨突出部の体圧を測定する。
- 骨突出のある患者のシーツは、ピンと張らない。
- 病的骨突出部にとって、摩擦やずれは大敵。

骨突出の評価

　健康な人の仙骨部はベッドに仰臥位で寝たときにも左右の臀部に守られており、外力が直接集中することはありません。しかし、長期臥床により筋肉組織に廃用性萎縮が生じて筋肉量が減少し、さらに老衰と栄養状態の悪さが影響して骨突出部周辺の軟部組織の全体量を減少させると推測されます。その結果、解剖学的に骨突出がある部位が相対的に異常に突出したように見え、病的骨突出と言われる状態になると考えられています（図8-1）[1]。骨突出部位の一点に圧力が集中することで体圧が高くなるのは容易に想像できますが、生体内部では骨に近い深部組織に圧縮応力だけでなく、引っ張り応力、剪断応力などが複雑に加わり、深い褥瘡となる危険性があります（図8-2）[2]。

　骨突出の評価では、体圧測定器で骨突出部位を測定し、体圧が40mmHg以上であれば体圧分散寝具を選択します。実際は体圧分散寝具だけで体圧を40mmHg以下に管理することは難しく、その患者の特徴に応じたポジショニングを併用することが重要です。褥瘡対策の体位変換でよく、「30度側臥位」を耳にすることが多いと思います。30度側臥位にすることで臀筋での接触面積を増やし体重を分散させることができるため、臀筋の発達している患者には有効です。病的骨突出状態では、臀部を支持する面積が減少し、荷重（体重）が局所的に集中し（特に大転子部・仙骨部）、圧迫力やずれ力が増大することでかえって褥瘡を誘発することがあります。

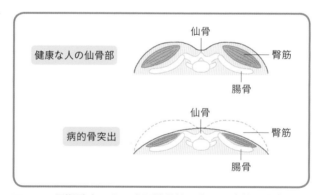

図 8-1　長期臥床による廃用性萎縮で生じた病的骨突出

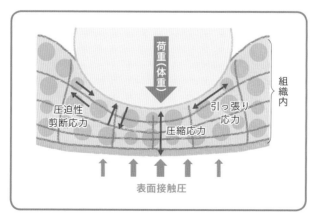

図 8-2　仙骨部に生じる外力

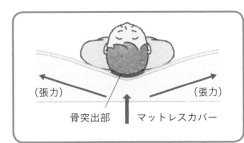

図 8-3　ハンモック現象
シーツがピンと張っている場合、接触面積が減少して
体圧を分散できず、骨突出部の圧力が上昇する。

骨突出部の褥瘡予防

　　さて、学生時代のベッドメイキングの演習では、シーツの皺をしっかり伸ばすことが重要なポイントではなかったでしょうか。しかし、体圧分散寝具を使用する場合には、シーツの皺をしっかり伸ばすことが良いとは限りません。体圧分散寝具は、身体を沈め、生理的な湾曲に順応して接触面積を広げることで、圧力を減少させる圧分散機能を持っています。シーツの皺をしっかり伸ばすことで沈む距離が浅くなり、骨突出部の圧力が上昇してしまいます。これをハンモック現象と言います（**図8-3**）。体圧分散寝具の圧再分配機能を最大限に生かすためにも、シーツをピンと張らずに緩めて敷くことが重要です。

　　骨突出部の褥瘡予防として、ポリウレタンフィルムドレッシング材や滑り機能付きドレッシング材の貼付が勧められています。これらを貼付することで、皮膚表面の保護と摩擦・ずれを予防します。ここで知っておくべきことは、ポリウレタンフィルムドレッシング材や滑り機能付きドレッシング材は摩擦やずれ力予防には効果はありますが、除圧には効果がないということです。そのため、これらの貼付だけでなく、しっかりと除圧を行うことが重要です。また、脆弱な皮膚の患者へのポリウレタンフィルムドレッシング材貼付は、剥離時のスキン-テアの要因となるため、剥離剤やポリウレタンフォームドレッシング材を使用するなど工夫したり、剥離方法に注意すべきです。

だけでいい！ポイント

- 骨突出は褥瘡発生危険因子の一つであり、体圧管理が重要である。
- 体圧分散寝具使用時にはシーツの敷き方にゆとりを持つ。
- 骨突出部位へのフィルムドレッシング材の貼付は、摩擦・ずれ力予防に効果的である。

引用・参考文献
1）大浦武彦. 臨床実践：圧とずれによる創の変化. WOC Nursing. 4（8），2016，20-1.
2）高橋誠. 生体工学からみた減圧、除圧：褥瘡予防マットレスの体圧分散. Stoma. 9（1），1999，1-4.
3）石澤美保子. 褥瘡発生予防の観点からみた「診療計画書の危険因子の評価」（厚生労働省）. WOC Nursing. 6（4），2018，10.
4）日本褥瘡学会編. 褥瘡予防・管理ガイドライン. 東京，照林社，2009，62.

（佐川愛子）

② 浮腫

浮腫発生時のアセスメント

- 全身状態、基礎疾患
- 浮腫の部位、皮膚の状態
- 皮膚障害の程度

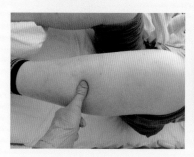

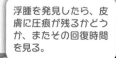
浮腫を発見したら、皮膚に圧痕が残るかどうか、またその回復時間を見る。

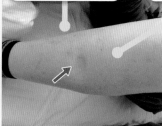
低アルブミン血症のほとんどが圧痕の回復の早い fast edema

圧痕性浮腫（**pitting edema**）：指を離した後も圧痕が残る。
※圧痕の回復時間により、40秒未満を fast edema、40秒以上を slow edema に分類する。

非圧痕性浮腫（**non-pitting edema**）：圧痕が残らず、すぐに回復する

浮腫のある皮膚の褥瘡予防方法

皮膚の清潔

- 洗浄剤は弱酸性・低刺激性のものを選択する。
- 浮腫のある皮膚は、よく泡立てた洗浄剤で優しく包み込むように洗浄し、強く擦らない。
- 洗浄剤を流す際はぬるま湯で、洗浄剤の成分が残らないように十分に流す。
- 水分を拭き取る際は、押さえ拭きする。

保湿

- 1〜2回/日、保湿剤を塗布する。
- 無香料、無添加、低刺激性の保湿剤を選択する。
- 入浴後、シャワー浴後には早めに塗布する。

> 効果的な保湿剤の使用方法
> - 入浴後早めに（10分以内に）
> - 1日2回塗ってもよい
> - かろうじて光る程度、ティッシュペーパーが付着する程度
> - 両上肢だけでも1週間に50gの保湿剤が必要
> - 1回当たりの塗布量の目安は上肢で約3FTU
>   （1FTU＝チューブから2.5cm押し出した長さ）

損傷の予防

- 爪は短く切り、皮膚の外傷や損傷に注意する。
- 四肢は衣類などで保護する。衣類は、締め付けがなく、柔らかく肌触りが良く、伸縮性のあるものを選ぶ。
- 血圧計のマンシェットの辺縁、抑制帯などで外傷を招くため、ギプス用綿包帯や綿製のチューブ包帯、シリコーンゲルドレッシング材を使用し、皮膚に硬いものが接触することを避ける。
- 医療用粘着テープには、シリコーン素材の粘着剤や剥離剤を使用する。
- テープの固定には包帯を使用し、皮膚に直接粘着テープを貼付しない。
- 浮腫のある部位からの滲出液が多いときには、皮膚の浸軟を予防するため撥水性クリームを塗布する。

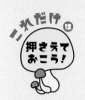

- 浮腫のある皮膚は菲薄で、わずかな外力や摩擦・ずれで皮膚障害が発生しやすい。
- 浮腫のある皮膚は、バリア機能も低下している。
- 浮腫のある皮膚の基本的なケアとして、皮膚の清潔、保湿、損傷予防などの愛護的なケアが重要である。

浮腫と乾燥が混在した皮膚

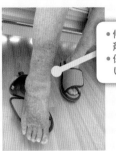

皮膚の乾燥を認める。まずは保湿。

- 伸びの良い質感の保湿剤を選択しよう！
- 保湿剤は力を入れず優しく塗布しよう！

弾性ストッキングの着用により医療関連機器圧迫創傷（MDRPU）発生のリスクがある。

皺の部位に創傷用シリコーンドレシング材を貼付し、弾性ストッキングを着用。

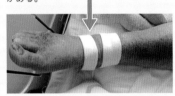

plumuse
モイスチャーローション
（村中医療器）

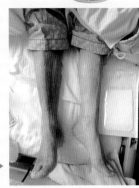

MDRPU の発生もなく、浮腫も消失した

全身浮腫による臀部の褥瘡

浮腫により皺が発生し、皮膚が擦れることで褥瘡が発生した。

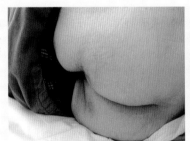

皮膚の乾燥を認め、患者は掻痒感や皮膚が擦れることでの痛みを訴えていた。創部以外は保湿剤や撥水剤の塗布の徹底を！

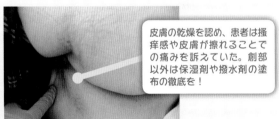

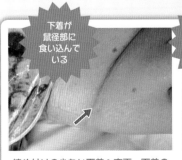

締め付けの少ない下着へ変更。下着の接触面にはフィルムドレッシング材を貼付。剝離時は剝離剤を用いる。

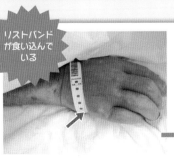

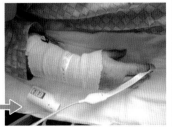

筒状包帯を用いた予防。

浮腫の分類

　浮腫とは、細胞外液量のうち組織間質液量の増加した状態を指し、大きく全身性浮腫と局所性浮腫とに分けられます（表 8-1）[1]。全身性浮腫は、心性、肝性、腎性、内分泌性、薬剤性などの全身性疾患に伴い四肢や体幹に出現しますが、原因疾患が治癒すると改善します。また、浮腫の左右差はありません。一方で局所性浮腫は、リンパ管閉塞、静脈血栓、遺伝性血管神経性、アレルギーや炎症などで出現し、浮腫の左右差を認めることがあります。

　浮腫は、皮膚や皮下組織に過剰な組織間液が貯留した状態であるため、皮膚が菲薄化し、外力による損傷を受けやすいだけでなく、皮脂分泌の減少、水分保持能力の低下によりバリア機能が脆弱化します。さらに血流障害のため、末梢の酸素供給不足、栄養不足、皮膚温や皮膚の免疫力の低下から、小さな創からも細菌感染を起こすリスクが高くなります。感染を起こした場合は血管透過性亢進を招き、局所の浮腫を増悪させてしまします。そのため、皮膚の清潔、保湿、損傷の予防が重要です。

浮腫がある場合のケアで注意すべきこと

　私たち医療者はさまざまな場面で患者の身体に触れる機会が多いと思います。浮腫のある患者のケアとして、皮膚の清潔、保湿、損傷の予防が重要であると述べましたが、それらを提供する際に注意したいことが四肢の支え方です。図 8-1 のように、つかまず下か

表 8-1　**全身性浮腫と局所性浮腫の分類**

分　類			疾　患
全身性浮腫	局所因子と全身因子が組み合わさって発生する	心性浮腫	（うっ血性）心不全
		肝性浮腫	肝硬変非代謝期に見られる腹水と浮腫
		腎性浮腫	急性糸球体腎炎、ネフローゼ症候群、慢性腎不全など
		内分泌性浮腫	粘膜水腫、月経前浮腫、インスリン浮腫など（甲状腺機能低下症などの内分泌疾患に見られる浮腫）
		特発性浮腫	原因不明の浮腫（20 〜 40 代の女性に多く見られる）
		栄養障害性浮腫	脚気、毛細血管透過性亢進、心不全、低タンパク血症
		医原性浮腫	薬剤による（NSAIDs、カルシウム拮抗薬など）
局所性浮腫	局所因子が主因で発生する	静脈性浮腫	静脈血栓症ならびにその後遺症（通常は一側患肢の著明な腫脹と緊満性疼痛）
		リンパ性浮腫	原発性、続発性（がん、外傷、静脈血栓症）
		遺伝性血管神経性浮腫	補体 C1 阻止性因子欠損による血管透過性の亢進で起こる皮膚・気道・消化管などに反復する局所的な日圧痕性の血管性浮腫

［日本創傷・オストミー・失禁管理学会編．スキンケアガイドブック．照林社，2017 年，p.60 より］

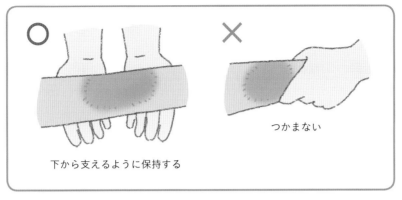

下から支えるように保持する

つかまない

図 8-1　四肢の支え方

ら支えるように保持することで、皮膚損傷を予防できます。また、浮腫のある患者の体位変換は、2人以上で実施します。体位変換補助具などを使用し、皮膚にかかる摩擦やずれを低減する工夫が必要です。

　浮腫のある皮膚を洗浄する場合は、熱い湯を避けます。浮腫のある患者の皮膚では、皮脂分泌量が減少し、水分保持能力が低くなることでバリア機能が低下し、ドライスキンがもたらされます。

浮腫で生じるスキントラブル

　浮腫で生じるスキントラブルには、寝衣交換時の摩擦によるもの、医療用粘着テープや固着性ドレッシング材の剥離によるもの、引っかき傷、ベッド柵や車椅子のフットレストにぶつけるなどの外傷などがあります。浮腫のある患者のケアは、愛護的に行うことが重要です。伸縮性があり肌触りが良い寝衣を選択し、寝衣・シーツ交換時やオムツ交換時にそれらを引っ張らないこと、十分な保湿を行うこと、極力皮膚に固着性のテープやドレッシング材を貼付しないこと、ぶつけないことなどを徹底しましょう。

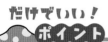

だけでいい！
ポイント

- 浮腫のある皮膚は損傷を受けやすく、ドライスキンを起こしやすい。
- 浮腫のある患者のケアは、摩擦やずれを低減し、愛護的に実施する。
- 浮腫のある皮膚は脆弱であり、むやみに医療用粘着テープや固着性ドレッシン材を用いない。

引用・参考文献
1）日本創傷・オストミー・失禁管理学会編．スキンケアガイドブック．東京，照林社，2017，58-63．
2）内藤亜由美ほか編．スキントラブルパーフェクトガイド：病態・予防・対応が全てわかる！　東京，学研メディカル秀潤社，2013，111-2．

（佐川愛子）

10 原因別褥瘡予防
③ 皮膚浸軟

皮膚浸軟の発生機序

浸軟とは、外部からの過度な水分（滲出液や排泄物など）を吸収することで、角質細胞内の水分量が増加して膨潤し、皮膚がふやけた状態を言う。

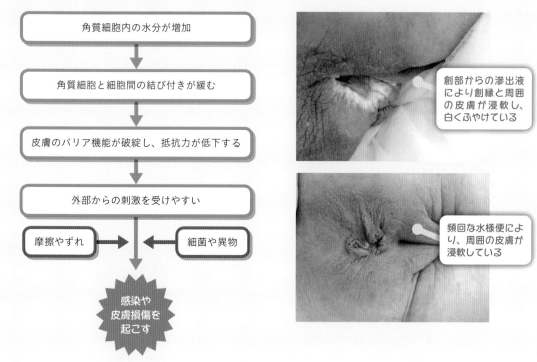

角質細胞内の水分が増加

↓

角質細胞と細胞間の結び付きが緩む

↓

皮膚のバリア機能が破綻し、抵抗力が低下する

↓

外部からの刺激を受けやすい

摩擦やずれ → ← 細菌や異物

感染や皮膚損傷を起こす

創部からの滲出液により創縁と周囲の皮膚が浸軟し、白くふやけている

頻回な水様便により、周囲の皮膚が浸軟している

浸軟の予防ケア

1. 撥水効果のあるスキンケア用品や被膜剤を使用し皮膚を保護する。

排泄物や創からの滲出液が皮膚に付着するのを防ぐため、洗浄後に撥水効果のあるスキンケア用品や被膜剤を塗布して皮膚を保護する。

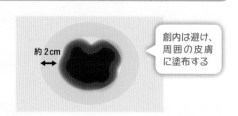

約2cm

創内は避け、周囲の皮膚に塗布する

●撥水効果のあるスキンケア用品と被膜剤（例）

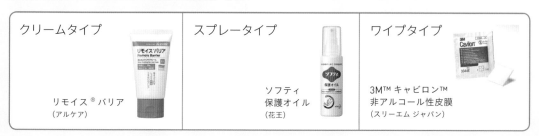

クリームタイプ	スプレータイプ	ワイプタイプ
リモイス® バリア（アルケア）	ソフティ 保護オイル（花王）	3M™ キャビロン™ 非アルコール性皮膜（スリーエム ジャパン）

2. 創部からの滲出液の量に適したドレッシング材を選択する。

滲出液に応じた適切な吸収能のドレッシング材を使用することも、創周囲の皮膚の浸軟予防となる。また、滲出液の多い創部をガーゼで保護する場合、多く重ねてしまうのではなく、重ねる枚数は必要最小限にとどめるようにし、交換回数を増やすようにする。

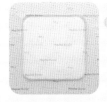

創部より2cmほど大きいものを使用する。交換の目安は、滲出液の汚染が外縁から1.5cm以上広がらない程度。

● **吸収能の高いドレッシング材（ポリウレタンフォーム／ソフトシリコン）（例）**

メピレックス® ボーダー　フレックス（メンリッケヘルスケア）

3. 排泄物が長時間皮膚に付着しないよう、適切な排泄ケア用品を使用する。

排泄物と皮膚の接触している時間をなるべく短縮するため、失禁量や性状などに合わせた適切なパッドや排泄ケア用品を選択する。

● **軟便失禁用のパッド（例）**

3層構造で、網目状シートで軟便や下痢便が目詰まりしにくく、2層目でろ過し、3層目の吸収体ポリマーでしっかり吸収する。

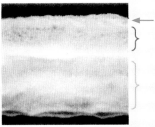

アテント
お肌安心パッド
軟便モレも防ぐ
（大王製紙）

● **陰茎固定型集尿器（例）**

伸縮性・通気性のあるシリコーン素材。集尿器の内側に粘着剤が付いている。レッグバッグなどの蓄尿袋に接続し使用する。

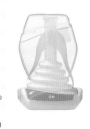

コンビーン®
オプティマ
（コロプラスト）

● **摩擦・ずれ力を低減するパッド（例）**

二重構造。カバーシートが低摩擦シートの上を滑ることにより身体の動きに追随し、ずれ力を低減する。ドライメッシュシートなので、蒸れにくい。

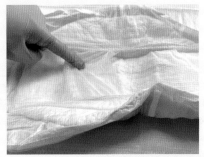

ライフリー 一晩中安心さらさらパッド
SkinCondition ウルトラ（ユニ・チャーム）

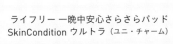

これだけは押さえておこう！

- 浸軟した皮膚は軽微な摩擦やずれで皮膚が容易に剥離しやすく、褥瘡発生の要因となる。
- 創縁が浸軟すると表皮化が進まず、創傷治癒が遅れる。

浸軟した皮膚の特徴

皮膚に長時間水分が付着すると、過度な水分を吸収して角質層内の水分量が増え、皮膚は浸軟します。浸軟すると角質層が膨潤し、見た目には白くふやけた状態になります。

浸軟した皮膚は角質層内の細胞の結び付きが崩れた状態にあります。このことから、皮膚本来のバリア機能が破綻して外界から体内に細菌や異物が侵入しやすく、感染のリスクも高まります。また、浸軟した皮膚の摩擦係数は健康な皮膚に比べ5倍にもなるとも言われており、軽微な摩擦やずれが加わることで、容易に表皮剥離や皮膚の損傷を来します。さらに創縁の皮膚が浸軟することで、創傷治癒の過程で重要な表皮化が進まず治癒が遅延するだけでなく、新たな皮膚損傷を招く原因となります。したがって、浸軟の前段階である皮膚の湿潤を起こさないケアがとても重要です。

皮膚浸軟の予防と対策

浸軟予防では、①水分を皮膚に付着させないための保護、②皮膚に付着した水分の除去、この2つが重要です。発汗は皮膚を湿潤させるため、こまめに拭き取りや更衣を行います。また、臀部はオムツの着用で蒸れやすい上、失禁によりさらに高温多湿の環境となるため、皮膚が湿潤し、最も浸軟を起こしやすい部位であると言えます。さらに仙骨部などの骨突出もあるため、褥瘡発生のリスクが特に高い部位です。湿潤した皮膚は接触しているものに密着しやすく、摩擦やずれなどの外力が加わりやすいため、頭側挙上やオムツ交換時は特に注意が必要です。また、皮膚障害を予防するためにも、日々の予防的スキンケアが重要です。

まずは十分に泡立てた弱酸性の洗浄剤で摩擦を加えないよう愛護的に洗浄した後、洗浄剤の成分が残らないようしっかりと洗い流し、タオルなどで軽く押さえるようにして皮膚に残った水分を取り除きます。その後、過度な水分から皮膚を保護するため、撥水性のあるスキンケア用品や被膜剤を排泄物で汚染される範囲全体に塗布します。褥瘡からの滲出液から皮膚を保護する場合は、褥瘡周囲2cm程度の範囲の皮膚に撥水性のあるスキンケア用品や被膜剤を塗布します。その場合、被膜剤は皮膚刺激性の少ない非アルコール性のものを選択します。

滲出液の多い褥瘡をガーゼで保護する場合、重ねて多く当ててしまうとガーゼに吸収された滲出液が褥瘡周囲の皮膚へ付着して浸軟を招き、さらにガーゼの厚みで創部を圧迫してしまいます。創周囲の皮膚が浸軟することで二次損傷を起こす可能性が高くなり、感染などを併発する可能性も高くなるため注意が必要です。滲出液が多い場合はガーゼを多く当てるのではなく、ガーゼ交換の回数を増やしたり、医師と相談して吸収能の高いドレッシング材などの使用を検討し、創周囲の皮膚に滲出液が長時間付着しないようにします。

適切な排泄ケア用品の選択

排泄物の付着も皮膚の浸軟を引き起こす重要な要因であり、特に水様便はアルカリ性の消化酵素や細菌などの化学的刺激により、皮膚障害や感染を引き起こす原因にもなりま

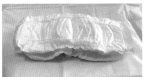
①尿とりパッドを2枚重ねる

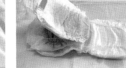
②500mLの疑似尿を吸収させる

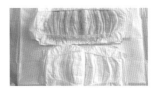
上：1枚目の尿パッド
下：2枚目の尿パッド

図10-1　パッドを重ねて使用した場合

パッドを重ねて使用しても、パッドの裏側のバックシートは尿を通さないため、下のパッドにはほぼ吸収されない。
通気性も悪くなり皮膚が湿潤するため避ける。

す。また、尿も放置しておくと、尿成分が分解され弱酸性からアルカリ性に変化するため、水様便同様に皮膚障害の原因となります。排泄物を長時間付着させないためにも、患者の失禁量や性状、ADLなどさまざまな視点からアセスメントし、適切な排泄ケア用品を使用する必要があります。

パッドの吸収量もさまざまであり、患者の失禁量やマンパワー、介護力なども考慮して適切なパッドを使用します。パッドを重ねて使用した場合、パッドの裏側のバックシートは水分を通さないため吸収量が増えることはなく、漏れの原因になります（図10-1）。その上、通気性が悪くなりオムツ内をさらに高温多湿の環境に悪化させ皮膚の湿潤を助長しますので、パッドを重ねて使用することは避けます。また、軟便や水様便の場合は、尿失禁用のパッドではうまく吸収することができずパッド上に便が付着したままの状態となるため、便失禁用のパッドを使用します。

そのほかにも、男性の場合では、陰茎固定型集尿器といったコンドーム型の集尿器を装着してレッグバッグなどの蓄尿袋に接続すると、尿が皮膚に付着しないため浸軟予防にも効果的です。また、仙骨に当たる部分が二重構造で頭側挙上の際などのずれや摩擦を低減できるパッドもあり、仙骨部の褥瘡の悪化予防や新たな皮膚障害の予防にもなります。

だけでいい！ポイント

- 浸軟した皮膚は皮膚のバリア機能が破綻した状態であり、外力による影響も受けやすく、皮膚障害や感染などを起こしやすい状態である。
- 浸軟予防では、①水分を皮膚に付着させないための保護、②皮膚に付着した水分の除去の2つが重要である。
- 適切な失禁ケア用品を使用し、排泄物による化学的刺激や湿潤から皮膚を保護することが、皮膚の浸軟や皮膚障害を予防する上で重要である。

引用・参考文献
1）日本褥瘡学会編．褥瘡ガイドック．第2版．東京，照林社，2015，196．
2）日本創傷・オストミー・失禁管理学会編．スキンケアガイドブック．東京，照林社，2017，98．
3）小林智美、黒木さつき編．褥瘡・創傷・スキンケア　WOCナースの知恵袋．照林社，東京，2019，192p．

（青木真由美）

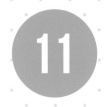

11 原因別褥瘡予防 ④ 乾燥

皮膚の構造

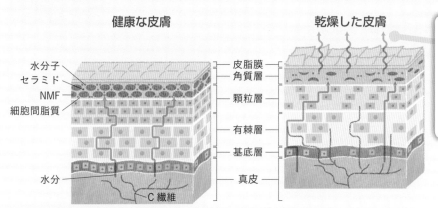

健康な皮膚   乾燥した皮膚

水分子
セラミド
NMF
細胞間脂質

皮脂膜
角質層
顆粒層
有棘層
基底層

水分

真皮

C 繊維

① 皮膚表面を覆っている皮脂膜
② 角質層の天然保湿因子（NMF）
③ セラミド（細胞間脂質）

これらが減少すると皮膚の水分量が減少し皮膚が乾燥する。

高齢者の皮膚の特徴

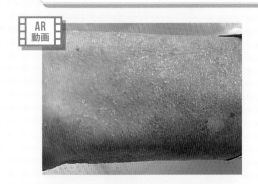

高齢者の皮膚の生理的機能の低下

1. ターンオーバー（表皮細胞の生まれ変わり）の周期の延長
2. 皮脂や汗の分泌の低下➡皮脂膜の減少
3. 天然保湿因子とセラミド（細胞間脂質）の減少

- 加齢に伴って皮膚の生理的機能が低下している。
- 乾燥した皮膚は弾力がなくなり、角質層は硬く脆くなる。
- 上記により亀裂が入り、落屑が多くなる。

皮膚のターンオーバー

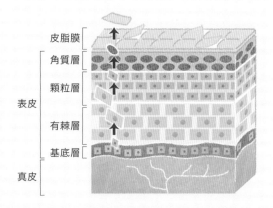

皮脂膜
角質層
顆粒層
表皮
有棘層
基底層
真皮

- 皮膚のバリア機能の要は角質層である。
- 皮膚表面の皮脂膜および、角質層の天然保湿因子とセラミドが①外的刺激の侵入防止、②体内の水分喪失防止の役割を果たす。
- 乾燥した皮膚は皮膚のバリア機能が破綻した状態であり、さまざまな皮膚障害を引き起こす原因となる。

乾燥した皮膚のスキンケア

POINT

①皮脂を取りすぎない。
②水分を蒸散させず水分量を保持する。
③過度な摩擦を加えない。

保湿成分配合の弱酸性洗浄剤であれば、より乾燥を抑える効果が期待される。

▼泡ベーテル®F 清拭料
（ベーテル・プラス）

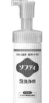

ソフティ泡洗浄料▶
（花王）

1. 洗浄 ：皮膚を清潔にする、皮脂を取りすぎない。

①洗浄剤の使用は1日1〜2回までとする。
②弱酸性の洗浄剤を十分に泡立てて、皮膚を擦らないように優しく洗う。泡タイプの洗浄剤を使用すると容易である。
③洗い流すときの湯温は38〜40℃程度とする。
④水分を拭き取るときは擦らず軽く押さえるようにする。

2. 保湿・保護 ：角質層の水分補給と油脂の被膜を作り、水分量を維持する。

①洗浄後、水分を押さえ拭きし、入浴後15分以内に保湿剤を塗布する。
②保湿剤は毛の流れに沿って、摩擦を加えず優しく押さえるようにして塗り広げる。
③保湿剤は、1FTU（0.5g）＝手のひら2枚分が適量である。

保湿剤は毛の流れに沿った方向に塗布する。皮溝という皮膚の溝が毛流れと同じ方向に走行しているので、保湿剤の浸透が良い。

軟膏・クリーム

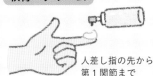

人差し指の先から
第1関節まで

ローション

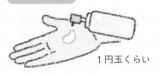

1円玉くらい

④オイルベースの保湿剤はローションと混ぜると伸びが良く塗布しやすくなり、保湿効果も高る。

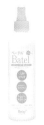

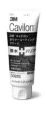

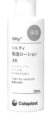

＋

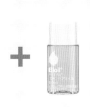

100円大を
混ぜ合わせた量
＝腕1本分の適量

ベーテル®保湿
ウォーター
（ベーテル・プラス）

3M™キャビロン™
ポリマーコーティ
ングクリーム
（スリーエム ジャパン）

シルティ®保湿
ローション
（コロプラスト）

バイオイル®
（小林製薬）

※それぞれの保湿剤は混合するように製造されていないため、配合変化などが生じる可能性もあるので注意を要する。

皮膚のバリア機能と保湿機能

　　表皮は深部から基底層、有棘層、顆粒層、角質層の4層で成り立っており、最外層の角質層が皮膚のバリア機能を担っています。本来は汗や皮脂などが混ざり合ってできた皮脂膜が皮膚表面を覆うことで、アレルゲンなどの外的刺激の侵入を防止し、細菌感染などを防いでいます。また、角質層内の天然保湿因子（NMF）とセラミド（細胞間脂質）が角質層内を満たし壁の役割を果たすことで、体内の水分が外界に蒸散して乾燥するのも防いでいます。これらが減少すると角質層の水分量が減少し、皮膚が乾燥した状態になります。

　　通常、角質層の水分量は約20〜30％とされていますが、乾燥した皮膚では約10％にまで減少します。角質水分量が減少することで乾燥した皮膚表面に亀裂が入り、バリア機能が破綻します。これはさまざまな皮膚障害の原因となります。特に高齢者に多い皮膚症状ですが、腎障害や黄疸、脱水症などでも見られます。また、摩擦などの機械的刺激も原因の一つです。

高齢者の皮膚の特徴

　　皮膚では約28日周期で、基底層にある表皮細胞が分裂して角質層まで移行し、垢となって剥がれ落ちます。皮膚の生まれ変わりである、この表皮細胞の分裂の周期をターンオーバーと言います。

　　高齢者の皮膚では細胞分裂能が低下してこの周期が延長するため、創傷の治癒が遅れます。その上、加齢に伴い天然保湿因子やセラミドが減り、汗腺や皮脂腺が萎縮することで皮脂や汗の分泌も低下するため、皮脂膜が減少します。皮膚が乾燥して硬化することで柔軟性も低下し、表皮と真皮の結合が脆弱となるため皮膚は剥離しやすく、皮膚損傷を起こしやすくなります。

　　乾燥した皮膚の組織は耐久性が低下し、バリア機能が破綻した状態と言えます。また、乾燥した皮膚では掻痒の受容体である知覚神経線維が真皮から表皮内にまで侵入してくるため、外的刺激により神経線維が刺激され、容易に掻痒を誘発します。掻爬による感染や皮膚損傷を予防するために爪を短く整えたり、衣服は綿素材のものにするなど、掻痒に対するケアも必要です。

ドライスキンのスキンケア方法

　　乾燥した皮膚は皮脂膜が減少した状態であるため、洗浄により皮脂を取りすぎないようにすることが重要です。洗浄力の高いアルカリ性の洗浄剤は避け、より皮膚のpHに近く刺激の少ない弱酸性の洗浄剤を使用します。また、過剰な摩擦も乾燥を助長させるのでナイロンタオルは使用せず、洗浄剤の泡で汚れを包み込むように擦らず優しく洗います。熱い湯は皮脂膜を取りすぎてしまうため、38〜40℃のぬるめのお湯で洗い流し、摩擦を加えないよう軽く押さえるようにして優しく拭き取ります。

　　保湿能を保持するために保湿と保護はとても重要です。保湿剤には、水分と結合して浸

透し、水分を留めておくモイスチャー効果のあるものと、ワセリンなどの油分により皮膚の表面に被膜を作り、水分の蒸散を防ぐエモリエント効果のあるものとがあります。入浴後は角質に含まれた水分が蒸散しないように15分以内に保湿剤を塗布します。そのとき保湿剤の適量としてフィンガーチップユニット（FTU）を目安とします。軟膏やクリームは示指の第一関節までの量、ローションは1円玉大が1FTU（約0.5g）で、これが手のひら2枚分の面積を塗布する適量とされています。塗布する順番としては、先にモイスチャー効果のある保湿剤を塗布し、その後にエモリエント効果のある保湿剤を使用することで、浸透しやすく保湿効果も高まります。

　乾燥が著明な場合は、ローションとオイルを同量混合して塗布することで、伸びも良く塗布しやすくなり、モイスチャーとエモリエント双方の相乗効果で保湿効果もより高まります。可能であれば1日数回、こまめに保湿剤を塗布するとより効果的です。入浴剤にも保湿剤を含むものがあるため、日々の入浴の際に使用するのも効果的です。ただし、硫黄を含むものは角質を軟化させ溶解する作用があるため、乾燥を助長させる可能性があり、使用には注意が必要です。また、創周囲の皮膚が乾燥している場合、落屑によりテープ類が剥がれやすくなるので、保湿剤を塗布してから貼付します。ただし、ワセリンなど油性成分が含有されているとテープの粘着性が衰えるため、ローションやクリームタイプの保湿剤を使用します。また、保湿剤を塗布した後、テープの貼付部位に被膜剤を使用すると剥がれにくくなる上、皮膚の保護にもなり、皮膚障害を防ぐことができます。皮膚損傷を予防するため、剥がすときは剥離剤を使用し、愛護的に剥がすとよいです。

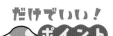

だけでいい！ポイント

- 高齢者の皮膚は乾燥しやすい。乾燥した皮膚はバリア機能が破綻して脆弱な状態であり外界からの刺激を受けやすいため、皮膚障害を来しやすい。
- ①皮脂を取りすぎない、②水分を蒸散させず角質の水分量を保持する、③過度な摩擦を加えないことが皮膚の乾燥を予防する上で重要である。
- 皮脂膜や角質の水分を保持するために保湿剤を適量塗布し、日々のケアの中で継続して皮膚を保湿・保護することが重要である。

引用・参考文献
1）日本創傷・オストミー・失禁管理学会編．スキンケアガイドブック．東京，照林社，2017，311p.
2）小林智美、黒木さつき編．褥瘡・創傷・スキンケア　WOCナースの知恵袋．照林社，東京，2019，192p.

（青木真由美）

原因別褥瘡予防
⑤ 循環不全

循環不全とは

循環不全とは、心臓および血管系から、各臓器、組織に対して必要な血流を循環することができない状態で、皮膚や筋肉の血流・機能低下が起こるため、褥瘡発生リスクが高まる。

循環不全時の褥瘡の予防と対策

1. わずかな圧迫・摩擦・ずれを低減できるような介入で、循環障害を最小限にする。

● **圧力が掛からないように**
  皮膚色や爪色が赤や紫色の場合は、医療材料や寝衣・寝具で圧迫しない。
  状況に応じて自動体位変換機能付き体圧分散寝具などを選択する。

● **摩擦やずれを起こさないように**
  寝具や衣服・オムツなどによる摩擦やずれを最小限にする。

● **愛護的なケア**
  清潔ケアや体位変換、医療材料の使用などで、引っ張る・擦る・押さえ付けるような介入をしていないか確認する。

● **手足の末梢に褥瘡発生リスクが高いため、注意が必要**
  全身状態が悪く体位変換ができないときも、可能な範囲で背抜きや小枕の位置変更を行うなど、圧迫・摩擦・ずれの低減に努める。

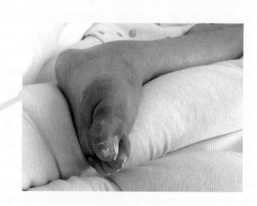

静脈血栓症による循環不全の状態。足趾を枕で除圧している。

これだけは
押さえて
おこう！

● 循環動態が悪い患者は、わずかな外力で皮膚が損傷し、悪化しやすい（褥瘡ができやすく、悪化しやすい）。
● 特に末梢部の圧迫・摩擦・ずれを低減し、保護できるケア方法を選択する。
● 医療機器や用具の装着部位は、特に定期的な観察と保護を徹底する。

2.　医療機器圧迫創傷を作らない。

- 全身状態悪化時に循環改善や観察のための医療機器（モニターやカテーテル類など）を装着する場合は、特に注意が必要である。

- 機器が装着された部分の皮膚を一定時間で観察する。
看護記録に観察項目として挙げ、経時的な変化も分かるようにする。

- 定期的に機器の装着部を変更、固定し直す。
1回／日や各勤務帯など、時間を決めて定期的に装着し直す。

- 固定やテープ類などの装着や除去時に発生する刺激も最小限に。
被膜剤や剥離剤の使用、テープ類の選択なども検討する。

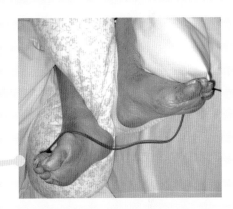

全身状態悪化・末梢循環不全の状態。
SpO₂センサーによる圧迫創傷に注意する！

こんなときは　要注意　　踵は、褥瘡が発生しやすい場所の一つである。糖尿病や動脈硬化の既往症がある人では、下肢の末梢動脈硬化性病変が生じる可能性が高く、通常の褥瘡処置やケアでは悪化することもあるため注意が必要である。足背・後脛骨動脈の触診で血流を確認し、触知ができない・弱い場合は、重症虚血肢である可能性も高いため、医師に報告する。さらに血流検査を進めるなどの対応で、末梢動脈硬化よる創傷か褥瘡を判別することも大切である。

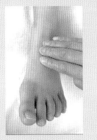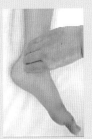

足背・後脛骨動脈の触知

循環不全とは

　循環不全とは、心臓および血管系から、各臓器や組織に必要な血液を循環させることができない病的状態です。出血、うっ血、血栓、脱水、感染症といったさまざまな原因により、全身の血液量減少に伴う動脈血酸素含量（CaO_2）の減少、各臓器や組織への酸素化ヘモグロビン（HbO_2）の運搬能低下と摂取障害が生じ、低酸素血症や組織低酸素状態に陥ります。心疾患、呼吸器疾患、脳血管疾患、末梢血管疾患、糖尿病、侵襲の大きな手術や大量出血、感染症や終末期のほか、加齢に伴う生理的機能低下でも循環障害に陥り、呼吸不全、腎不全、心不全、ショック状態、免疫不全、多臓器不全などから全身状態の悪化を招きます。

　身体は生命維持に必要な心臓、脳、肺など重要臓器への血流を保とうとする一方で、皮膚や筋肉への血流や機能が低下するため組織の耐久性が衰え、褥瘡が発生しやすくなります。また、倒れて救急搬送された人や侵襲の大きな手術では、長時間にわたり同一部位を圧迫されることから、のちに褥瘡が発生したり、重症化することもあります。循環不全のある人は、そういった点からも特に注意が必要な状況と言えるでしょう。

循環不全に伴う褥瘡発生を高める要因

内的要因

　意識障害と低栄養は、褥瘡のリスクが高い内的要因です。重度の循環不全状態では、意識障害を伴う場合も多く、自力体位変換ができない、循環や呼吸状態の変動が生じるために体位変換が行えない、動かす範囲に制限があるなど、長時間の同一体位が増える可能性が高く、さらに褥瘡発生のリスクは高まります。また、侵襲が大きく長時間に及ぶ手術では、上記に加え、特殊体位や体外循環の使用、鎮痛薬などの使用のため、比較的体格が大きい場合や肥満では褥瘡発生リスクが高いというデータもあります。

　クリティカルな状態では、栄養の投与困難や吸収障害により低栄養となりやすいです。その結果、浮腫や過度な乾燥などにより褥瘡が発生しやすい脆弱な皮膚状態となります。さらに免疫機能が低下し、多臓器不全が生じている場合では易感染状態となり、ますます褥瘡発生のリスクが高まり、悪化しやすい状態と言えます。循環動態の悪化に伴う血圧低下などにカテコラミンを用いると末梢血管を収縮させるため、褥瘡発生リスクを高める要因の一つとして挙げられています。

外的要因

　全身状態が悪化した状況下では、血圧計や心電図、SpO_2 モニターなどのモニター類、点滴やドレナージのための治療用チューブ類、そのほか生命維持に必要な医療機器を装着します。機器やチューブ類の誤抜去リスクが高い場合は、抑制帯やミトンの使用、テープや装着用具類での固定、血栓予防のための圧迫包帯やストッキング着用などを要し、これらの医療機器や用具による圧迫や摩擦・ずれなどが褥瘡を含むスキントラブルの原因の一つとなります。また、発汗や滲出液のほか、尿・便失禁でオムツを使用していることも多く、皮膚の湿潤や浸軟、排泄物などによる刺激がさらに褥瘡発生リスクを高めます。

循環不全に対する褥瘡予防ケア

体圧・体位管理

　　低圧管理ができる圧切替型の高機能マットレスを選択します。一般病棟では、エアーの切り替えで自動体位変換が可能な高機能マットレスなどが選択肢として挙げられます。クリティカル部門では、体位変換ができなくても褥瘡予防が可能な空気流動型ベッド（エアーフローティングシステムやクリニトロンなど）、体位ドレナージや座位姿勢が可能なICUベッドなどの特殊ベッドが活用されます。基本的に2時間ごとの体位変換が推奨されますが、循環・呼吸状態などが不安定な場合は、上記の体圧分散寝具を活用し、身体的負担を最小限に3～4時間ごとの体位変換を行うなど、状況に合わせて検討します。また、専用グローブ（スライディンググローブなど）を活用して、背抜きとともに寝衣・寝具の皺を伸ばしたり、一部の場所をわずかに動かして小枕を入れるなど、できる範囲で除圧とずれ防止ケアを実施します。手術室では、「褥瘡予防・管理ガイドライン（第4版）」に基づき、除圧マットを活用し、術中体位なども考慮した体圧管理が実施されています。

スキンケア

　　38～40℃までの入浴やシャワー浴により血流が増加すると言われていますが、身体への影響や負担を考慮して、特に全身状態が不良の場合には、拭き取り洗浄剤を用いた清拭や、足浴や手浴などを検討するとよいでしょう。皮膚が脆弱な状態である場合が多いため、洗浄後の浸軟予防のためにしっかり拭き取り、弱酸性で撥水効果のあるクリームで保湿と保護も行います。

外力（圧迫・摩擦・ずれ）の予防と保護

　　さまざまな留置物や装着物による圧迫、摩擦、ずれを低減し、保護することが目標になります。愛護的な基本的ケアに加え、テープの貼付前には被膜剤を塗布し、剥がすときは剥離剤を使用し、テープも粘着部が低刺激の物（シリコーン素材や粘着面にエマルジョン効果のあるものなど）を選択します。固定の位置を定期的に観察し、交換することも必要です。

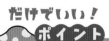

- 循環不全患者は、皮膚や筋肉の血流および機能が低下するため褥瘡発生のリスクが高い。
- 特に末梢部の外力（圧迫・摩擦・ずれ）の低減と保護が褥瘡発生予防につながる。
- 循環不全部の定期的な皮膚観察を行い、悪化させないことが褥瘡予防になる。

（平山千登勢）

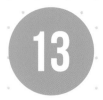

13 原因別褥瘡予防
⑥脊椎損傷・半身麻痺

脊椎損傷・半身麻痺とは

脊椎損傷・半身麻痺とは、血流障害・神経障害に伴い関節可動域の制限がある状態で、同一部位に外力（圧迫・摩擦・ずれ）が加わりやすく、褥瘡発生リスクが高い状態である。

脊椎損傷・半身麻痺における褥瘡の予防と対策

1. 麻痺部と動かせる部位、体位や動作によって生じる外力（圧迫・摩擦・ずれ）を評価する。

- **麻痺部と残存機能を評価・確認する。**
  どの部位、どの用具や使用方法で、褥瘡予防を考慮した日常生活が送れるのか検討する。

- **日常生活の中で行う体位や動作で、どの部位に、どの程度の外力が影響を及ぼしているかを確認する。**
  どのような日常生活行を行い、その中でも車椅子や座位で過ごしていることが多いことを踏まえ、圧迫・摩擦・ずれがどこに、どのように生じているかを予測・確認する。

2. 日常生活の中の外力（圧迫・摩擦・ずれ）を低減する工夫とサポートが必要である。

- **さまざまな場面で除圧が必要**
  移動、食事、排泄、保清、買い物や仕事など、状況に合わせたマットやクッションを選択し、工夫する。

- **外力を低減する工夫と選択**
  着衣、排泄や移動介助用具など日常生活で使用する用具や物品は、必要時に確実に使用・管理できる物を選択する。

- **褥瘡発生リスクと予防についての教育**
  日常生活で褥瘡発生リスクと予防法を理解ができるように説明し、実践に結び付けることが大切である。

車椅子での除圧例

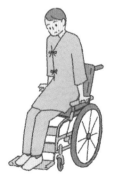

プッシュアップ：
両腕の力で車椅子の座面から臀部を持ち上げて除圧

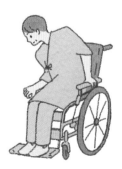

片腕の力で片方の座面から臀部を持ち上げて除圧

脊椎損傷・下半身麻痺患者に発生しやすい褥瘡の特徴

- 仙骨部や坐骨結節を中心とした骨突起、関節可動域に関連した褥瘡が多い。
- サイズが大きくなりやすい。
- 多発であることが多い。
- 深部に及ぶことも多い。

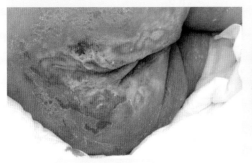
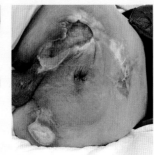

車椅子使用により仙骨部や坐骨結節に発生した褥瘡
（写真提供：国立病院機構村山医療センター・佐々木・小泉 WOCN）

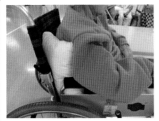
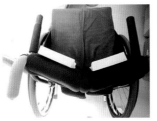

骨盤の回旋や変形による除圧目的でタオルやレストンを使用
（写真提供：国立病院機構村山医療センター・佐々木・小泉 WOCN）

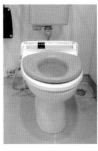
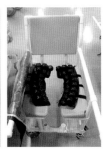

便座とシャワーチェアに除圧クッションを設置
（写真提供：国立病院機構村山医療センター・佐々木・小泉 WOCN）

これだけ 押さえておこう！

- 麻痺部は、日常生活動作の中で外力（圧迫・摩擦・ずれ）の影響を強く受けている。
- 同一部位に褥瘡が繰り返し発生しやすい（再発しやすい）。
- 確実に実施できる内容で予防行動を工夫する。
- 本人や介助者の理解と協力が得られるような褥瘡予防に関する教育が必要である。

脊椎損傷・半身麻痺とは

　　身体の一部、あるいは脊椎損傷では下半身において、血流障害や神経障害により関節の一部が動かない、または動きにくい状態です。特に麻痺部は、健常部に比べて関節の変位や筋萎縮、拘縮が起こりやすく、体圧分散を十分に行うことができません。知覚や触覚などの感覚障害もあるため、日常生活動作の中で、同じ姿勢で長時間過ごす、体をひねるように動かす、ずるように動いて擦れてしまう、気付かないうちにどこかにぶつけるなど、圧迫・摩擦・ずれなどの外力が加わりやすく、結果的に褥瘡を発生する可能性が高くなります。また、創ができたり悪化していても気付きにくく、麻痺部や創をかばって他の場所に外力が加わるため、多発かつ深い褥瘡にもなりやすいです。特に脊椎損傷や下半身麻痺では、日常生活の中で同じ動作や姿勢を長時間、繰り返し行うことが多いため、一度改善しても、同一部位に再発する可能性が高いことも注意すべき点です。

脊椎損傷・半身麻痺に伴う褥瘡発生を高める要因

内的要因

　　麻痺部は血流障害や神経障害により関節や筋肉が動かせないため、筋肉が萎縮しやすく、関節の変形や拘縮が起こり、骨突出部ができやすい状態です。また、身体の重心が麻痺側に傾き、不良姿勢による同一部位への過荷重、関節変形や拘縮部が他の部分に対する外力として働く可能性もあります。血流障害に伴う浮腫、神経障害に伴う尿・便失禁なども褥瘡発生のリスクを高めます。

　　脳血管・神経疾患などの嚥下障害や栄養不十分は、低栄養の要因となります。一方、脊椎損傷患者は、食事摂取が可能でも、過剰摂取や体重増加などが外力を増強させるリスクにつながります。

外的要因

　　特に脊椎損傷や下半身麻痺患者は、車椅子などに移乗して日常生活を行うため、ベッドから車椅子、車椅子からトイレや入浴、通勤や仕事など、さまざまな場面で移動や長時間に及ぶ同じ姿勢・動作を繰り返し、ずれや摩擦を生じる可能性があります。また、腕の力で上半身を持ち上げて移動・活動するため、脱力時に強い衝撃で圧迫が加わる場合もあります。マットレスやクッションなどの除圧用具やベッド・車椅子が体重や体形に合っていない、車椅子付属の下肢固定ベルト、寝衣やオムツなどの皺やずれ、浸軟なども外力が加わる原因となり、褥瘡発生リスクの要因です。

脊椎損傷・半身麻痺に対する褥瘡予防ケア

　　ケアの提供前に、どの部分に麻痺があり、どのような体位や動作が多く、その結果、どの部分に、どの程度の外力（圧迫・摩擦・ずれ）が生じるかを確認・評価することが必要です。また、どのように動かすか、外力を最小限にする方法、用具の検討や指導には、リハビリでの理学療法士や作業療法士の協力と本人の理解および実践が不可欠です。

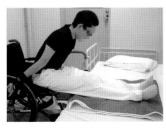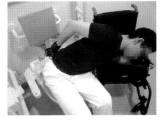

左：スライディングボードを用いて車椅子からベッドへ移乗、右：トイレで車いすや柵に重心を掛けながら更衣する。
（写真提供：国立病院機構村山医療センター・佐々木・小泉WOCN）

図 13-1　スライディングボードの使用

体圧・体位管理

　ベッドや車椅子で長時間、同一体位で過ごすことが多く、除圧・減圧目的に体圧分散マットレスやクッションを活用します。マットレスは、頭部挙上や座位でも体圧分散が可能な、厚み 10 cm 以上の交換タイプが推奨されています。クッションでは、褥瘡発生リスクが低い場合は 5 cm 程度の厚み、発生リスクが高い場合は 10 cm 程度の厚みがある物が推奨されていますが、素材もウレタン、ゴム、ゲルなどさまざまなものがあるので、使いやすさや価格、メンテナンスができるかなども総合的に考慮して選択します。その他、日常生活で使用するトイレやシャワーチェアなどのさまざまな座面に除圧クッションを活用するなど、麻痺部にどの程度の圧力がかかるかを確認し、圧力を最小限にする工夫も必要です。

　車椅子の体圧管理の方法として、腕の筋力がある人は、自身で体を持ち上げる 15 分ごとのプッシュアップが推奨されています。その他、左右に姿勢を傾ける、上体を前屈する、介助者が体幹を浮かせるように持ち上げて座り直すなど、状況に合わせて可能な範囲で実施します。

日常生活の中での外力（特に摩擦・ずれ）の低減

　麻痺で動かない部分を引っ張ったり、擦るように動かすことで、摩擦やずれといった外力が加わりやすくなります。移動や着替え、衣服や排泄用具、スキンケアなどの日常生活の中で行う動作や使用するものによる摩擦やずれを低減することが褥瘡発生と悪化予防につながります。移動をスムーズに行うスライディングボード（**図 13-1**）、自身で装着・使用しやすい着衣、除湿や排泄物の刺激低減も考慮したオムツや排泄用具、乾燥や浸軟および保護にも配慮したスキンケア用品、関節の変形と拘縮を予防・保護する用具など、日常生活についても情報を収集し、残存機能を生かしつつ、使用可能な物品や用具を選択して、使用方法を習得できるよう指導ならびにサポートすることが必要です。

だけでいい！ポイント

- 麻痺部は、関節の変形や筋委縮や拘縮が起こりやすく、常に外力を受けやすい。
- 確実に実施できる、日常生活の中の外力を軽減するための用具や方法を選択する。
- 患者や家族に褥瘡発生のリスクや予防方法について説明し、理解した上で協力を得る。

（平山千登勢）

深達度分類

NPUAP-EPUAP による褥瘡の国際的定義

カテゴリ／ステージⅠ：消退しない発赤

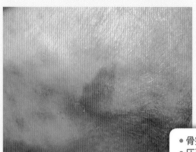

通常、骨突出部に限局された領域に消退しない発赤を伴う損傷のない皮膚。色素の濃い皮膚には明白なる消退は起こらないが、周囲の皮膚と色が異なることがある。周囲の組織と比較して疼痛を伴い、硬い、軟らかい、熱感や冷感があるなどの場合がある。カテゴリⅠは皮膚の色素が濃い患者では発見が困難なことがある。「リスクのある」患者と見なされる可能性がある。

- 骨突出部に発生
- 圧迫しても白く消退しない発赤

カテゴリ／ステージⅡ：部分欠損

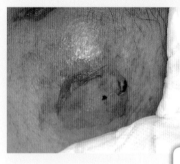

スラフ（黄色壊死組織）を伴わない、創底が薄赤色の浅い潰瘍として現れる真皮の部分層欠損。皮蓋が破れていないもしくは開放／破裂した、血清または漿液で満たされた水疱を呈することもある。スラフまたは皮下出血＊を伴わず、光沢や乾燥した浅い潰瘍を呈する。このカテゴリを、皮膚裂傷、テープによる皮膚炎、失禁関連皮膚炎、浸軟、表皮剥離の表現に用いるべきではない。

＊皮下出血は深部組織損傷を示す。

- 真皮までの損傷
- 周囲皮膚と段差はなく浅い
- 水疱が破れていない場合も含む

カテゴリ／ステージⅢ：全層皮膚欠損

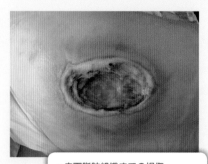

全層組織欠損。皮下脂肪は視認できるが、骨、腱、筋肉は露出していない。組織欠損の深度が分からなくなるほどではないがスラフが付着していることがある。ポケットや瘻孔が存在することもある。カテゴリ／ステージⅢの褥瘡の深さは、解剖学的位置によりさまざまである。鼻梁部、耳介部、後頭郎、踝部には皮下（脂肪）組織がなく、カテゴリ／ステージⅢの褥瘡は浅くなる可能性がある。反対に脂肪層が厚い部位では、カテゴリ／ステージⅢの非常に深い褥瘡が生じる可能性がある。骨／腱は視認できず、直接触知できない。

- 皮下脂肪組織までの損傷
- スラフが付着していることもある

カテゴリ／ステージⅣ：全層欠損

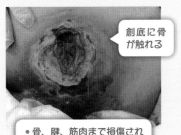

創底に骨が触れる

- 骨、腱、筋肉まで損傷されている
- スラフやエスカーが付着していることもある

骨、腱、筋肉の露出を伴う全層組織欠損。スラフまたはエスカー（黒色壊死組織）が付着していることがある。ポケットや瘻孔を伴うことが多い。カテゴリ／ステージⅣの褥瘡の深さは解剖学的位置によりさまざまである。鼻梁部、耳介部、後頭部、踝部には皮下（脂肪）組織がなく、カテゴリ／ステージⅣの褥瘡は浅くなる可能性がある。反対に脂肪層が厚い部位では、カテゴリ／ステージⅣの非常に深い褥瘡が生じることがある。カテゴリ／ステージⅣの褥瘡は筋肉や支持組織（筋膜、腱、関節包など）に及び、骨髄炎や骨炎を生じやすくすることもある。骨／筋肉が露出し、視認することや直接触知することができる。

米国向けの追加のカテゴリ

カテゴリ／分類不能：皮膚または組織の全層欠損－深さ不明

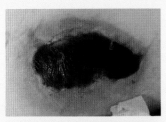

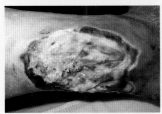

- 創底にスラフやエスカーが付着し、潰瘍の実際の深さが全く分からない状況

創底にスラフ（黄色、黄褐色、灰色、緑色または茶色）やエスカー（黄褐色、茶色または黒色）が付着し、潰瘍の実際の深さが全く分からなくなっている全層組織欠損。スラフやエスカーを十分に除去して創底を露出させない限り、正確な深達度は判定できないが、カテゴリ／ステージⅢもしくはⅣの創である。踵に付着した、安定した（発赤や波動がなく、乾燥し、固着し、損傷がない）エスカーは「天然の（生体の）創保護」の役割を果たすので除去すべきではない。

カテゴリ／深部組織損傷疑い（suspected DTI）－深さ不明

圧力や剪断力によって生じた皮下軟部組織が損傷に起因する、限局性の紫色または栗色の皮膚変色または血疱。隣接する組織と比べ、疼痛、硬結、脆弱、浸潤性で熱感または冷感などの所見が先行して認められる場合がある。深部組織損傷は、皮膚の色素が濃い患者では発見が困難なことがある。進行すると暗色の創底に薄い水疱ができることがある。創がさらに進行すると、薄いエスカーで覆われることもある。適切な治療を行っても進行は速く、適切な治療を行ってもさらに深い組織が露出することもある。

[European Pressure Ulcer Advisory Panel and National Pressure Ulcer Advisory Panel. Prevention and treatment of pressure ulcers: quick reference guide. Washington DC：National Pressure Ulcer Advisory Panel；2009（ヨーロッパ褥瘡諮問委員会、米国褥瘡諮問委員会著．宮地良樹、真田弘美監訳．「褥瘡の予防&治療　クイックリファレンスガイド　日本語版」）より解説文を転載]

深達度分類

　褥瘡の状況や行った褥瘡ケアを評価するためには、褥瘡の状態を客観的に評価することが必要です。評価に必要なツールの一つとして、褥瘡の深さで重症度を分類する「深達度分類」があります。「深達度分類」で最も普及しているツールに NPUAP 分類があります。深達度分類を共通言語として医療チーム間で用いることは、褥瘡の状況を共通理解し、ケアの方向性を検討することを役立ちます。

ステージ I 「消退しない発赤」を発見！ 本当にステージ I の褥瘡？

　ステージ I 「消退しない発赤」は骨突出部に限局した領域に発生します（図 14-1）。褥瘡の発赤や紫斑は、局所へ圧迫が加わることで血管が破綻し、その結果、血液が血管外に染み出した状況です。血管外に染み出た結果として発生している発赤は、体位変換後に圧迫を除去しても消失しません。ステージ I 「消退しない発赤」を判断する場合は、圧迫を除去し 15 分〜 30 分後も発赤がある、または発赤部分を指の腹で 3 秒圧迫して指を離しても発赤のまま（白っぽくならない）のとき、褥瘡による発赤と判断します。

　判断に迷う場合として、便や尿失禁による皮膚炎（incontinence associated dermatitis；IAD）があります。IAD の特徴は、失禁状態であり、骨突出部以外でも発生することが挙げられます。また、皮膚損傷の深さは表皮から真皮の浅い損傷の範囲で留まる特徴があります（図 14-2）。褥瘡が発生する患者はオムツ内への失禁を余儀なくされる場合が多いので、発生している発赤の部位や状況から IAD か褥瘡かをアセスメントすることが重要です。

　次に判断に迷うケースとして、一見発赤に見えても注意が必要な発赤に、NPUAP 分類の「深部組織損傷疑い（suspected DTI）」があります（図 14-3）。suspected DTI は「圧力や剪断応力によって生じた皮下軟部組織が損傷に起因する、限局性の紫色または栗色の皮膚変色または血疱」と定義されています。皮膚の浅い組織までの損傷ではなく、皮下軟部組織の損傷が原因で現れる発赤では、ステージ I の発赤にはない、強い「硬結・熱感・疼痛」や「二重発赤（二重紅斑）」が発生することがあります。このような発赤があった場合は、急速に壊死に陥り深い褥瘡に移行する可能性がるため、医師や WOC ナースとともに適切な管理を行っていきましょう。

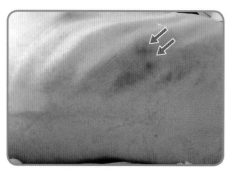

図 14-1　**肋骨の骨突出部に生じた発赤**

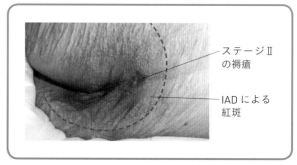

ステージⅡの褥瘡

IAD による紅斑

図 14-2　**褥瘡のアセスメント**

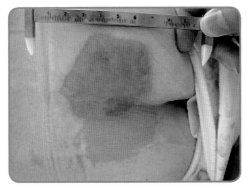

図 14-3 **深部組織損傷疑い（suspected DTI）**

だけでいい！ポイント

- 褥瘡の深達度分類の一つの「NPUAP 分類」を使って、チーム間で褥瘡の重症度を表現しケアを評価しよう。
- 発赤を見つけた場合、褥瘡か排泄物による皮膚障害なのかアセスメントしよう。
- 同じ発赤でも「深部組織損傷疑い（suspected DTI）」の場合は、深部まで損傷している可能性が高く、医師や WOC ナースを巻き込み慎重にケアをしていこう。

引用・参考文献
1）日本褥瘡学会編. 褥瘡ガイドック. 第 2 版. 東京, 照林社, 2015, 272p.
2）真田弘美, 須釜淳子編. 改訂版 実践に基づく最新褥瘡看護技術. 東京, 照林社, 2013, 320p.
3）溝上祐子編. パッと見てすぐできる 褥瘡ケア. 照林社, 東京, 2015, 144p.

（丸山弘美）

15 DESIGN-R®2020

DESIGN-R®2020 をケアにいかす具体例

DESIGN-R®2020 褥瘡経過評価用			カルテ番号（　　　　） 患者氏名（　　　　　　　）			月日	○/×	○/△
Depth[*1]　深さ　創内の一番深い部分で評価し、改善に伴い創底が浅くなった場合、これと相応の深さとして評価する								
d	0	皮膚損傷・発赤なし	D	3	皮下組織までの損傷		DU	DU
				4	皮下組織を越える損傷			
	1	持続する発赤		5	関節腔、体腔に至る損傷			
				DTI	深部損傷褥瘡（DTI）疑い[*2]			
	2	真皮までの損傷		U	壊死組織で覆われ深さの判定が不能			
Exudate　滲出液								
e	0	なし	E	6	多量：1日2回以上のドレッシング交換を要する		3	6
	1	少量：毎日のドレッシング交換を要しない						
	3	中等量：1日1回のドレッシング交換を要する						
Size　大きさ　皮膚損傷範囲を測定：[長径（cm）×短径[*3]（cm）][*4]								
s	0	皮膚損傷なし	S	15	100以上		12	15
	3	4未満						
	6	4以上　16未満						
	8	16以上　36未満						
	9	36以上　64未満						
	12	64以上　100未満						
Inflammation/Infection　炎症／感染								
i	0	局所の炎症徴候なし	I	3C[*5]	臨界的定着疑い（創面にぬめりがあり、滲出液が多い。肉芽があれば、浮腫性で脆弱など）		1	3C
	1	局所の炎症徴候あり（創周囲の発赤、腫脹、熱感、疼痛）		3[*5]	局所の明らかな感染徴候あり（炎症徴候、膿、悪臭など）			
				9	全身的影響あり（発熱など）			
Granulation　肉芽組織								
g	0	創が治癒した場合、創の浅い場合、深部損傷褥瘡（DTI）疑いの場合	G	4	良性肉芽が創面の10％以上50％未満を占める		5	5
	1	良性肉芽が創面の90％以上を占める		5	良性肉芽が創面の10％未満を占める			
	3	良性肉芽が創面の50％以上90％未満を占める		6	良性肉芽が全く形成されていない			
Necrotic tissue　壊死組織　混在している場合は全体的に多い病態をもって評価する								
n	0	壊死組織なし	N	3	柔らかい壊死組織あり		6	6
				6	硬く厚い密着した壊死組織あり			
Pocket　ポケット　毎回同じ体位で、ポケット全周（潰瘍面も含め）[長径（cm）×短径[*3]（cm）]から潰瘍の大きさを差し引いたもの								
p	0	ポケットなし	P	6	4未満		0	0
				9	4以上16未満			
				12	16以上36未満			
				24	36以上			
部位 [仙骨部、坐骨部、大転子部、踵骨部、その他（　　　　　）]						合　計[*1]	27	35

*1　深さ（Depth：d/D）の点数は合計には加えない
*2　深部損傷褥瘡（DTI）疑いは、視診・触診、補助データ（発生経緯、血液検査、画像診断等）から判断する
*3　"短径"とは "長径と直交する最大径" である
*4　持続する発赤の場合も皮膚損傷に準じて評価する
*5　「3C」あるいは「3」のいずれかを記載する。いずれの場合も点数は3点とする

© 日本褥瘡学会

○月×日

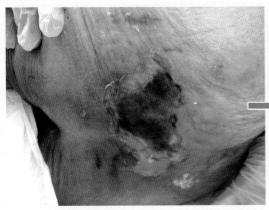

○月△日

悪臭を伴う滲出液が
多量で、1日3回以
上処置が必要

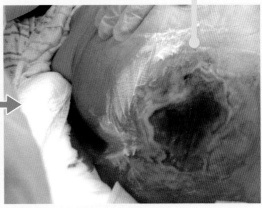

DU-e3s12i1CG5N6p0：<u>27</u>

DU-E6S15I3CG5N6p0：<u>35</u>

- DESIGN-R®の合計点は増加しているため、褥瘡は悪化していると評価できる。
- 合計点が増加した要因：Inflammation/Infection（炎症／感染）、Exudate（滲出液）、Size（大きさ）が小文字から大文字に変化したこと。
- 滲出液が増加した原因：エスカー（黒色壊死組織）の存在が治癒過程の阻害要因で、滲出液を多量に発生させている「臨界的定着疑い」の状況が原因ではないかと考えられる。
- 合計点が19点以上なので、治癒には3カ月以上かかる巨大褥瘡である。

- DESIGN-R®2020は褥瘡の治癒過程を評価するだけでなく、異なる褥瘡に対しての重症度を比較することが可能なツールである。
- 合計点数が高いほど重症と判定し、治癒過程をアセスメントしよう。
- 大文字を小文字に変えるケアを検討していこう。

DESIGN-R®2020 とは

　褥瘡の管理では、褥瘡の状態を正確に評価し、状態に応じたケアを実践することが重要です。そして、褥瘡の経過を評価することは、継続している褥瘡ケアが正しかったかどうかを評価し、適切なケアを選択することにつながります。

　DESIGN®は、2002年に日本褥瘡学会が作成した褥瘡状態評価スケールです。それまでは、個々が必要と認識する視点や、深達度分類で褥瘡を評価していましたが、治癒過程が評価できなかったりと十分とは言えない状況でした。そこで、日本褥瘡学会はDESIGN®を開発しました。DESIGN®はDepth（深さ）、Exudate（滲出液）、Size（大きさ）、Inflammation/Infection（炎症／感染）、Granulation（肉芽組織）、Necrotic tissue（壊死組織）の頭文字をとって命名されました。ですが、DESIGN®では、重症度の比較が困難であることが分かりました。そこで2008年にDESIGN®からDESIGN-R®に改定され点数に重み付けが加わることで個々の褥瘡の治療過程を評価するだけでなく、異なる褥瘡に対しての重症度を比較することが可能になりました（**表15-1**）。Pocket（ポケット）の項目が一番重い点数となっており、DESIGN-R®の「R」はRating（評価）の頭文字です。なお、2020年12月に、急性期褥瘡における褥瘡評価の精度を上げることを目的に「深部損傷褥瘡（DTI）疑い」と「臨界的定着疑い」が項目として追加されたDESIGN-R®2020が発表されました。

評価方法と表記方法

評価方法

- 深さ（Depth）の点数は合計点に含めません。
- 大文字と小文字は区別して表記します。
- 合計0〜66点となり、点数が高いほど重症と判断します。
- 1週間から2週間に1回は採点することが推奨されています。
- 経過の中で合計点数が高くなったり、もしくは変化がない場合は、治療過程が進まない理由があると判断し、治療方法変更の検討が必要です。

記載方法

　D点－E点S点I点G点N点P点：合計点

評価したら、どのようにケアにいかすか

　深さ（Depth）以外の6項目の中で大文字に評価された項目を小文字に変えていくようにケアの方向性を計画します。

DESIGN-R®2020 による治癒予測（予測誤差はある）

- 合計点9点以下：約8割が1カ月未満に治癒
- 合計点18点以下：約6割が3カ月未満に治癒
- 合計点19点以上：約8割が3カ月で治癒しない

表 15-1　DESIGN-R®2020（日本褥瘡学会）

DESIGN-R®2020　褥瘡経過評価用

カルテ番号（　　　　）
患者氏名　（　　　　　）

月日　/　/　/　/　/　/

Depth*1	深さ　創内の一番深い部分で評価し、改善に伴い創底が浅くなった場合、これと相応の深さとして評価する				
d	0	皮膚損傷・発赤なし	D	3	皮下組織までの損傷
				4	皮下組織を越える損傷
	1	持続する発赤		5	関節腔、体腔に至る損傷
				DTI	深部損傷褥瘡（DTI）疑い*2
	2	真皮までの損傷		U	壊死組織で覆われ深さの判定が不能

Exudate	滲出液				
e	0	なし	E	6	多量：1日2回以上のドレッシング交換を要する
	1	少量：毎日のドレッシング交換を要しない			
	3	中等量：1日1回のドレッシング交換を要する			

Size	大きさ　皮膚損傷範囲を測定：[長径（cm）×短径*3（cm）]*4				
s	0	皮膚損傷なし	S	15	100 以上
	3	4 未満			
	6	4 以上　16 未満			
	8	16 以上　36 未満			
	9	36 以上　64 未満			
	12	64 以上　100 未満			

Inflammation/Infection	炎症／感染				
i	0	局所の炎症徴候なし	I	3C*5	臨界的定着疑い（創面にぬめりがあり、滲出液が多い。肉芽があれば、浮腫性で脆弱など）
	1	局所の炎症徴候あり（創周囲の発赤、腫脹、熱感、疼痛）		3*5	局所の明らかな感染徴候あり（炎症徴候、膿、悪臭など）
				9	全身的影響あり（発熱など）

Granulation	肉芽組織				
g	0	創が治癒した場合、創の浅い場合、深部損傷褥瘡（DTI）疑いの場合	G	4	良性肉芽が創面の 10 ％以上 50 ％未満を占める
	1	良性肉芽が創面の 90 ％以上を占める		5	良性肉芽が創面の 10 ％未満を占める
	3	良性肉芽が創面の 50 ％以上 90 ％未満を占める		6	良性肉芽が全く形成されていない

Necrotic tissue	壊死組織　混在している場合は全体的に多い病態をもって評価する				
n	0	壊死組織なし	N	3	柔らかい壊死組織あり
				6	硬く厚い密着した壊死組織あり

Pocket	ポケット　毎回同じ体位で、ポケット全周（潰瘍面も含め）[長径（cm）×短径*3（cm）]から潰瘍の大きさを差し引いたもの				
p	0	ポケットなし	P	6	4 未満
				9	4 以上 16 未満
				12	16 以上 36 未満
				24	36 以上

部位［仙骨部、坐骨部、大転子部、踵骨部、その他（　　　　　）］　　合　計*1

© 日本褥瘡学会

*1　深さ（Depth：d/D）の点数は合計には加えない
*2　深部損傷褥瘡（DTI）疑いは、視診・触診、補助データ（発生経緯、血液検査、画像診断等）から判断する
*3　"短径"とは"長径と直交する最大径"である
*4　持続する発赤の場合も皮膚損傷に準じて評価する
*5　「3C」あるいは「3」のいずれかを記載する。いずれの場合も点数は 3 点とする

引用・参考文献

1）日本褥瘡学会編．褥瘡ガイドック．第 2 版．東京，照林社，2015，272p.

2）真田弘美，須釜淳子編．改訂版 実践に基づく最新褥瘡看護技術．東京，照林社，2013，320p.

3）溝上祐子編．パッと見てすぐできる　褥瘡ケア．照林社，東京，2015，144p.

（丸山弘美）

16 ドレッシング材の選択

ドレッシング材の種類と機能

	機　能	種　類	主な商品名
創面保護	透明、あるいは半透明のポリウレタンフィルムに耐水性のある粘着剤を塗布したドレッシング材。気体は通すが、水やバクテリアの侵入を防止。創傷部からの滲出液により湿潤環境を保ち、創傷部が治癒するための環境をつくる。	ポリウレタンフィルム	オプサイト®ウンド、3M™テガダーム™トランスペアレントドレッシング、パーミエイド®S オプサイト®ウンド （スミス・アンド・ネフュー）
創面閉鎖と湿潤環境	創面に密着させることにより、閉鎖性環境の下でドレッシング材の親水性ポリマーが滲出液によりゲル状に変化し、創面の湿潤環境を保持。なお、滲出液が多量の場合にはゲルの漏れが生じてしまうので、ただちに交換が必要。	ハイドロコロイド	ディオアクティブ®、コムフィール®、アブソキュア®－ウンド デュオアクティブ® （コンバテック）
乾燥した創の湿潤	ドレッシング材に多量に含まれる水分によって、乾燥した壊死組織を軟化させ、自己融解を促進。	ハイドロジェル	ビューゲル®、グラニュゲル®、イントラサイトジェルシステム グラニュゲル® （コンバテック）
滲出液吸収性	創に過剰な滲出液をためないように創面の滲出液を吸収。水分吸収力にすぐれ、かつ滲出液を保持する機能を持っている。深さのある創に充填し、過剰な滲出液を吸収。	ポリウレタンフォーム	ハイドロサイト®プラス
		アルギン酸／CMC	アスキナ ソーブ
		ポリウレタンフォーム／ソフトシリコン	メピレックス®ボーダー　フレックス （メンリッケヘルスケア）
		アルギン酸塩	カルトスタット® （コンバテック）

	機 能	種 類	主な商品名
滲出液吸収性	創に過剰な滲出液をためないように創面の滲出液を吸収。水分吸収力にすぐれ、かつ滲出液を保持する機能を持っている。深さのある創に充填し、過剰な滲出液を吸収。	アルギン酸フォーム	クラブオ®FG
		キチン	ベスキチン®W-A
		ハイドロファイバー®	アクアセル®、アクアセル®Ag
		ハイドロファイバー® / ハイドロコロイド	バーシバ®XC®
		ハイドロポリマー	ティエール®
感染抑制作用	創を湿潤環境に保ちながら、創内部には低濃度の銀イオンが放出。細菌などを含む滲出液を内部に閉じ込めて、創部への逆戻りを抑える。この状態で銀イオンが放出されるので、滲出液に含まれた細菌を迅速かつ効率的に抗菌することができる。	銀含有ドレッシング材	アクアセル®Ag アルジサイト Ag ハイドロサイト銀 メピレックス Ag アルジサイト Ag （スミス・アンド・ネフュー）
疼痛緩和	疼痛を除去する効果はないが、創面を適切な湿潤環境に保つことで、疼痛を緩和。	ハイドロコロイド	ディオアクティブ®
		ポリウレタンフォーム／ソフトシリコン	ハイドロサイト®AD ジェントル、メピレックス® ボーダー
		ハイドロファイバー®	アクアセル®、アクアセル®Ag
		ハイドロファイバー® / ハイドロコロイド	バーシバ® XC®
		キチン	ベスキチン®W-A （ニプロ）
		ハイドロジェル	グラニュゲル®

DESIGN-R® に基づいたドレッシング材の選択

　日本褥瘡学会では、DESIGN-R® に基づいてドレッシング材を選択することを推奨しています。創の深さ（D）、滲出液（E）、大きさ（S）、炎症／感染（I）、肉芽組織（G）、壊死組織（N）、ポケット（P）の状態から創をアセスメントし、最適なドレッシング材を選択していきます（表16-1）。また、ドレッシング材の交換時には肉芽組織などを損傷しにくいもの、汚染に対するバリア機能があるもの、疼痛が最小限であるもの、使用感やQOLを考慮することなどが必要です。

　ドレッシング材には、創の湿潤環境を保持して治癒環境を整える機能があります。また、創収縮や滲出液の減少に伴い、より適正なドレッシング材に変更していきます。

交換の目安と湿潤環境の保持

　創のきれいな湿潤環境を保持していくことが基本です。この基本をベースにドレッシング材を選択します。多量に汚染したドレッシング材を長時間貼付したままでは、きれいな湿潤環境とは言えません。きれいな湿潤環境とは、滲出液コントロールが良好で創面が潤い、創周囲の皮膚が浸軟していない状態です。

　ドレッシング材の交換目安は、滲出液などによる汚染が生じたとき、または汚染が少なくても最長1週間です。これは1週間貼付したままでもよいという意味ではありません。滲出液の量や創の状態を見ながら、常に適正な交換のタイミングを考えて実施する必要があります。

　滲出液が多い場合は、毎日の交換が必要になることもあります。毎日の交換が難しい環境下にある場合、長く持たせる工夫をすることもあります。しかし、長く持たせることを目標にしてはいけません。あくまで、創の評価に基づいて選択するようにしましょう。

　明らかな感染創は、閉鎖環境にしてしまうと感染性の滲出液がたまってしまい、病原微生物の増殖を助長してしまうリスクがあります。感染が悪化すると、敗血症などの重症化を引き起こす可能性があります。感染を疑う場合は、閉鎖性のドレッシング材を使用するのではなく、毎日、石鹸洗浄を行うとともに抗菌作用のある外用薬へ変更することを考えましょう。

　ドレッシング材は誤った使い方をすると、創の悪化や治癒遅延を起こすことがあります。根拠ある選択になっているのかどうか、創を評価しながら常に見直していきましょう。

だけでいい！ ポイント

- 原則として感染創には使わない。
- 長く持たせることを目標にしない。
- 皮膚の感染症には注意すること。
- 創の評価に基づいて選択すること。

表 16-1　慢性期の深い褥瘡（D）に対する DESIGN-R® に準拠したドレッシング材の選択（五十音順）

Necrotic tissue (壊死組織) N→n	Inflammation/ Infection (炎症／感染) I→i	Exudate (滲出液) E→e	Granulation tissue (肉芽形成) G→g	Size (大きさ) S→s	Poket (ポケット) P→（−）
	滲出液が多い アルギン酸塩	滲出液が多い アルギン酸塩	アルギン酸塩	アルギン酸塩	滲出液が多い アルギン酸塩
		滲出液が多い アルギン酸／CMC		アルギン酸／CMC	
		滲出液が多い アルギン酸フォーム		アルギン酸フォーム	
	アルギン酸 Ag		アルギン酸 Ag	アルギン酸 Ag	滲出液が多い アルギン酸 Ag
		滲出液が多い キチン	キチン	キチン	
		滲出液が少ない ハイドロコロイド	ハイドロコロイド	ハイドロコロイド	
ハイドロジェル		滲出液が少ない ハイドロジェル		ハイドロジェル	
	銀含有ハイドロファイバー®	滲出液が多い ハイドロファイバー®	ハイドロファイバー®	ハイドロファイバー®	滲出液が多い ハイドロファイバー®（銀含有製材を含む）
			ハイドロファイバー／ハイドロコロイド	ハイドロファイバー／ハイドロコロイド	
			臨界的定着の疑い 銀含有ハイドロファイバー	銀含有ハイドロファイバー	
		滲出液が多い ハイドロポリマー	ハイドロポリマー	ハイドロポリマー	
		滲出液が多い ポリウレタンフォーム	ポリウレタンフォーム	ポリウレタンフォーム	
		滲出液が多い ポリウレタンフォーム／ソフトシリコン	ポリウレタンフォーム／ソフトシリコン	ポリウレタンフォーム／ソフトシリコン	

推奨度 B　　推奨度 C1　　推奨度 C2

【推奨度の分類】
A：十分な根拠があり、行うよう強く勧められる／B：根拠があり、行うように勧められる／C1：根拠は限られているが、行ってもよい／C2：根拠がないので、勧められない／D：無効ないし有害である根拠があるので、行わないよう勧められる。

［日本褥瘡学会．褥瘡ガイドブック．第2版．照林社、2015年、p.35 より］

（古川純子）

17 ドレッシング材の貼り方

ドレッシング材貼付時の工夫

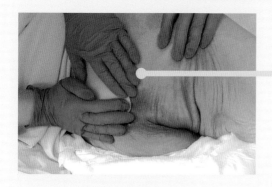

ハイドロコロイド材は貼付後、少し押さえて密着性をアップさせる。

臀裂がたるんでいる場合

AR動画

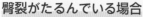

たるんだ臀裂

たるんだ臀裂を広げる。

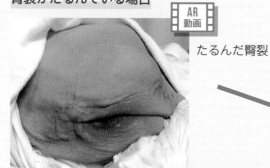

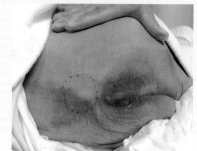

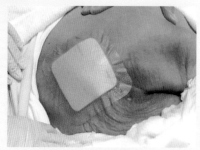

臀裂から貼付

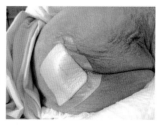

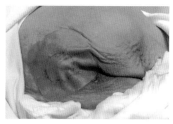

きれいに貼付できると、臀裂や皺にドレッシング材が追従し、隙間ができない。

貼付する角度

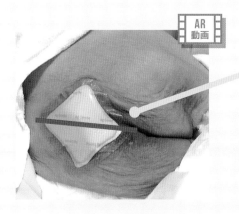

臀裂や腰背部の骨突出部とドレッシング材の対角線（ひし形）を合わせる。

貼付する方向

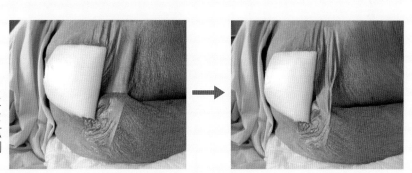

頭側から貼付すると、臀裂を広げて貼付しにくくなり浮いてしまう。たるんだ臀裂を広げて、下方向から頭側に向かって貼付する。

踵への貼付

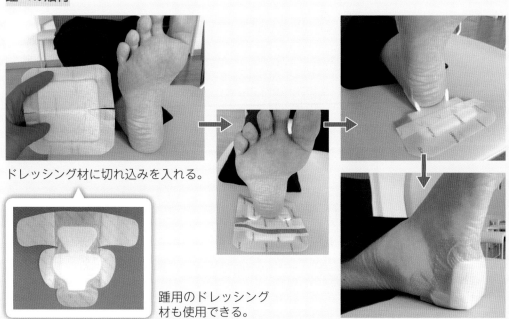

ドレッシング材に切れ込みを入れる。

踵用のドレッシング材も使用できる。

ドレッシング材の適正サイズ

　洗浄が終わったら水分をしっかり拭き取ります。軟膏などのべたつきも残らないようにしましょう。いずれも十分に行わないと、ドレッシング材が密着せず、剥がれの原因になります。

　ドレッシング材の適正サイズは、創サイズより周囲2cm程度大きいものです（図**17-1**）。ドレッシング材の交換目安は、滲出液汚染が外縁1cmくらいまで拡大した頃です（図**17-2**）。ドレッシング材が大きすぎると、外縁までの汚染に時間がかかり、交換間隔が長くなります。交換回数が減ってよいと感じるかもしれません。しかし、交換間隔が長くなると肝心な創傷部分はきれいな湿潤環境ではなくなっている可能性があります。また、健常皮膚に滲出液で汚染したドレッシング材が接触する範囲を広げてしまい、浸軟などの原因になりかねません。一方、ドレッシング材が小さすぎると、外縁までの汚染が早くなり交換回数が増えて剥離刺激の回数を多くしてしまいます。

ドレッシング材の貼付

　ドレッシング材を貼るときは、剥離紙を取る前にどの角度で貼るのか、軽く当ててイメージしておくと失敗しにくいです。貼付後は、手掌全体で押さえるようにして皮膚に密着させます。特にハイドロコロイド材は、少し長めに押さえておくと密着性が高まります（78ページの「ドレッシング材貼付時の工夫」を参照）。ドレッシング材をカットして使用する場合は、角を面取りすると剥がれにくくなります（図**17-3**）。

　きれいに貼るのが難しいのは、凹凸があったり皮膚にたるみがあって皮膚同士が接触している部位です。例えば臀裂部がそれに当たります。きれいに貼付するコツは、たるんで重なった臀部を適度に広げたまま、臀裂から貼付することです。臀裂に軽く指を当てて貼付するとやりやすいかもしれません。きれいに貼付できると、臀裂のたるみにもドレッシング材が追従し、排泄物が潜り込む隙間がなくなります（78ページの「臀裂がたるんでいる場合」を参照）。

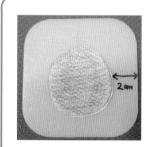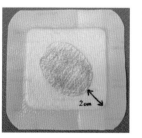

図 17-1　創サイズより周囲2cm程度大きいもの

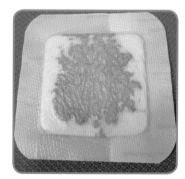

図 17-2　滲出液汚染が外縁1cmくらいまで拡大したら交換

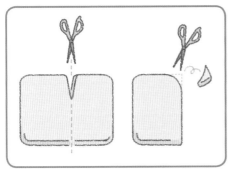

図 17-3　カットした角の面取り

また、ポリウレタンフィルムは臀裂にくる部位を軽く折り曲げて印を付けておくと、中心がずれることなく貼付することができます。

ドレッシング材を貼付する際は、臀裂や腰背部の骨突出部に沿ってドレッシング材の対角線（ひし形）を合わせるような角度にします。そうすれば尾側から頭側へのずれによるドレッシング材の剥がれが低減します。さらに対角線に貼付することで骨突出部への保護範囲が広くなります（79 ページの「貼付する角度」を参照）。ずれの方向や骨突出部の角度などをアセスメントしながら、ドレッシング材の最適な貼付角度を考えていきましょう。臀裂から貼付せず、頭側から貼付してしまった場合は、臀裂にドレッシング材が上手く密着せず、皮膚から浮きやすくなってしまいます（79 ページの「貼付する方向」を参照）。浮いてしまったドレッシング材の下は、すぐに排泄物が潜り込み褥瘡も汚染してしまいます。臀裂部の密着度を高めて、排泄物汚染の防止をしていきましょう。

ドレッシング材の形状

ドレッシング材には、部位に合わせてさまざまな形状のものがあります。例えば仙骨用や踵用などです。また、ドレッシング材の辺縁がテーパーエッジ加工（徐々に薄くして剥がれにくい）がされているものもあります。また踵には、四角形のドレッシング材でも、切れ目を入れてフィットさせる方法もあります。どうしてもめくれて剥がれてしまう部位には、このようなドレッシング材を選択してみるのもよいでしょう。ドレッシング材の上に撥水性のオイルや軟膏を塗って撥水させたり、摩擦抵抗を少なくして剥がれにくくする方法もあるようですが、ドレッシング材の下に潜り込まないようにしましょう。剥がれの原因となります。

だけでいい！　ポイント

- 貼付部位は水分しっかり拭き取る。軟膏などのべたつきを取る。
- 臀部に貼付する場合は、臀裂から貼付する。
- ずれやすい方向にドレッシング材の対角線を合わせて貼付する（ひし形）。
- ドレッシング材がずれていたらポジショニングの見直しをする。

引用・参考文献

1）日本褥瘡学会編．"ドレッシング材の概要"．褥瘡ガイドブック．第 2 版．東京，照林社，2015，34-42．

2）小林智美，櫻井由妃子．"創傷被覆材の貼り方の工夫"．褥瘡・創傷・スキンケア　WOC ナースの知恵袋．東京，照林社，2020，77-82．

（古川純子）

18 外用薬の選択

主に使用される外用薬の種類と特徴

	外用薬 （　）内は 主な製品名	特　徴	滲出液の 吸水性
主に滲出液（E）、感染（I）、壊死組織（N）の制御を目的とする外用薬	カデゾキマー・ヨウ素 （カデックス®軟膏 0.9％、カデックス®外用散 0.9％など）	・滲出液を吸収する際、一定のヨウ素を放出し殺菌作用を発揮。壊死組織の分解物を吸着し、創の清浄化を図る。 ・ヨウ素過敏症には使用不可 ・健常皮膚に付着すると皮膚炎を起こすことがあるため、周囲皮膚をワセリンで保護して使用 ・デキストリンポリマーが残らないように十分洗浄し、視認できないポケットへの使用は不適	多い
	ポビドンヨード・シュガー （イソジン®シュガーパスタ軟膏、スクロード®パスタなど）	・ポビドンヨードによる殺菌作用、肉芽形成作用、創収縮作用がある。 ・白糖による高浸透圧によって局所の浮腫を軽減する。 ・ヨウ素過敏症には使用不可	中程度〜多い
	スルファジアジン銀 （ゲーベン®クリーム）	・細菌、真菌に対する銀イオンによる殺菌作用がある。 ・壊死組織に浸透し軟化・自己融解させる。	少ない
	ブロメライン （ブロメライン軟膏 5 万単位 /g）	・蛋白分解酵素が壊死組織を分解して除去する。 ・健常皮膚に付着すると痛みや皮膚炎を生じるため、周囲皮膚をワセリンで保護して使用	中程度〜多い
	デキストラマー （デブリサン®ペースト）	・滲出液を吸収し、細菌や分解産物も除去する。 ・形態がビーズであり、古いビーズを創内に残さないように注意する。	多い
	ヨウ素軟膏 （ヨードコート®軟膏 0.9％）	・滲出液を吸収し、ヨウ素による殺菌作用を有する。 ・ヨウ素過敏症には使用不可	多い
	フラジオマイシン硫酸塩・トリプシン （フラセチン・T・パウダー）	・抗菌作用がある。 ・滲出液の粘稠度を下げ、膿苔や繊維素、壊死組織などを融解、除去する。	少ない
	ヨードホルム （タマガワヨードホルムガーゼ、ハクゾウヨードホルムガーゼなど）	・ヨードホルムが血液や分泌物に溶けて分解し、ヨウ素を遊離し殺菌作用を発揮する。 ・石鹸成分で殺菌効果が弱まるので、洗い落として使用 ・ヨウ素過敏症、腎障害・心障害のある場合には使用不可、ヨード中毒に注意	—
主に肉芽形成（G）、創の縮小（S）を目的とする外用薬	アルクロキサ （アルキサ®軟膏など）	・細胞増殖や血管新生促進作用による肉芽形成促進、表皮再生促進作用がある。 ・滲出液の吸着作用がある。	中程度
	トレチノイントコフェリル （オルセノン®軟膏）	・線維芽細胞の遊走促進、細胞増殖促進作用、血管新生作用を発揮する。 ・出血を伴うことがあり、浮腫上の肉芽となりやすい。	少ない

	外用薬　（　　　）内は主な製品名	特　徴	滲出液の吸水性
主に肉芽形成（G）、創の縮小（S）を目的とする外用薬	リゾチーム塩酸塩（リフラップ®軟膏・シート）	• 表皮細胞の増殖促進作用、線維芽細胞の増殖作用がある。 • 卵白アレルギー患者には使用注意	少ない
	トラフェルミン（フィブラスト®スプレー）	• 細胞増殖促進、細胞遊走促進作用などにより、血管新生作用がある。 • 10℃以下冷所保存、使用期限2週間、噴霧剤であり、他の外用薬との併用が必要	少ない
	ブクラデシンナトリウム（アクトシン®軟膏）	• 血流改善作用、血管新生促進、肉芽形成促進、表皮形成促進作用がある。 • 創面が乾燥しやすい。 • 10℃以下冷所保存、処置の30分前に常温へ	中程度〜多い
	アルプロスタジルアルファデクス（プロスタンディン®軟膏）	• 皮膚血流増加・血管新生促進作用、表皮形成促進作用がある。 • 出血を助長する恐れがある。	中程度〜少ない
	幼牛血液抽出物（ソルコセリル®軟膏5％）	• 肉芽形成、血管再生促進作用を有する。	少ない
その他の外用薬	酸化亜鉛（亜鉛華軟膏）	• 局所収斂作用、保護作用および抗炎症作用がある。	―
	ジメチルイソプロピルアズレン（アズノール®軟膏0.033％）	• 抗炎症作用、浮腫抑制作用がある。	―

外用薬使用時の二次ドレッシング

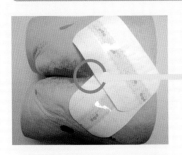

特に殿裂部のくぼみ（肛門直上）から排泄物が潜り込みやすいため、貼付時の工夫が必要

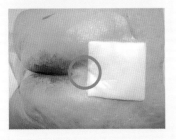
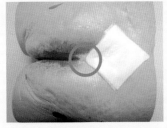

ガーゼは肛門側に近接する場合、体軸に対して正方形よりひし形になるように使用するほうが追従して剥がれにくい。滲出液が多い、感染が危惧される場合は、密閉せず管理することが必要。

褥瘡ケアに使用する外用薬は、褥瘡の深さや創の状態によって適切に選択する必要があります。

特に創の深さによって、浅い（d2 までの）褥瘡か、深い（D3 以上の）褥瘡かに応じて日本褥瘡学会の「褥瘡予防・管理ガイドライン（第 4 版）」では、DESIGN-R® に沿って、外用薬の選択が推奨されています。

浅い褥瘡の場合

浅い褥瘡（d1/d2：発赤・びらん・水疱・浅い潰瘍）は、創面を保護し、適度な湿潤環境の維持により、皮膚の再生を目指します。この時期は、ドレッシング材の使用が第一選択ですが、発赤・紫斑・水疱などに使用できる外用薬は、酸化亜鉛やジメチルイソプロピルアズレンが適しています。また、びらん・浅い潰瘍では、酸化亜鉛やジメチルイソプロピルアズレン、上皮化を促進する場合には、アルプロスタジルアルファデクス、ブクラデシンナトリウム、リゾチーム塩酸塩なども使用できます（表 18-1）。

深い褥瘡の場合

深い褥瘡（D3 以上）は、（N）壊死組織を除去し、（G）肉芽形成を促進させ、（S）創の縮小・閉鎖を目指すことが必要です。特に、（I）感染・炎症を伴う場合は、そのコントロールを最優先し、（E）過度な滲出液のコントロールを行います。（P）ポケットがある場合は、その治療（切開や手術など）や創の状態に適した外用薬の選択が必要です（表 18-2）。

壊死組織

壊死組織は感染源になりうるため、適切なタイミングでのデブリードマンが必要です。硬い壊死組織の軟化・自己融解を促進させるため、スルファジアジン銀が使用できます。軟らかい壊死組織を除去するには、ブロメライン軟膏が使用できます。カデソキマー・ヨウ素やポビドンヨード・シュガーを使用することも可能です。適切な時期に外科的なデブリードマンによって壊死組織の除去を行うことも重要です。

炎症・感染制御

炎症・感染制御では、局所だけでなく全身状態のアセスメントが大切です。感染を引き起こしている場合では、抗菌薬の投与や画像検査、緊急での創切開による排膿などの外科

表 18-1　**浅い褥瘡に使用できる外用薬**

創の状態	外用薬
発赤・紫斑	酸化亜鉛・ジメチルイソプロピルアズレン
びらん　浅い潰瘍	上記の外用薬に加えて、上皮化促進の場合 アルプロスタジルアルファデクス ブクラデシンナトリウム リゾチーム塩酸塩

［日本褥瘡学会「褥瘡予防・管理ガイドライン（第 4 版）」より作成］

表 18-2 **DESIGN-R® に準拠した深い褥瘡での外用薬の選択**

Necrotic tissue（壊死組織）N→n	Inflammation/Infection（炎症／感染）I→i	Exudate（滲出液）E→e	Granulation tissue（肉芽形成）G→g	Size（大きさ）S→s	Poket（ポケット）P→（−）
			アルクロキサ	アルクロキサ	
			アルプロスタジルアルファデクス	アルプロスタジルアルファデクス	
カデソキマー・ヨウ素	カデソキマー・ヨウ素	滲出液が多い カデソキマー・ヨウ素	臨界的定着の疑い カデソキマー・ヨウ素		
				酸化亜鉛	
				ジメチルイソプロピルアズレン	
スルファジアジン銀	スルファジアジン銀	滲出液が少ない スルファジアジン銀	臨界的定着の疑い スルファジアジン銀		
デキストラノマー		滲出液が多い デキストラノマー			
		滲出液が少ない非感染創 トレチノイントコフェリル	トレチノイントコフェリル		滲出液が少ない トレチノイントコフェリル
			トラフェルミン	トラフェルミン	滲出液が少ない トラフェルミン
		滲出液が少ない 乳剤性基剤の軟膏			
			ブクラデシンナトリウム	ブクラデシンナトリウム	
	フラジオマイシン硫酸塩・結晶トリプシン				
ブロメライン					
	ポビドンヨード				
ポビドンヨード・シュガー	ポビドンヨード・シュガー	滲出液が多い ポビドンヨード・シュガー	ポビドンヨード・シュガー		滲出液が多い ポビドンヨード・シュガー
			臨界的定着の疑い ポビドンヨード・シュガー		
			リゾチーム塩酸塩		
				幼牛血液抽出物	
	ヨウ素軟膏	滲出液が多い ヨウ素軟膏	臨界的定着の疑い ヨウ素軟膏		
ヨードホルム	ヨードホルム				

推奨度 B 推奨度 C1

【推奨度の分類】
A：十分な根拠があり行うよう強く勧められる／B：根拠があり、行うように勧められる／C1：根拠は限られているが、行ってもよい／C2：根拠がないので勧められない／D：無効ないし有害である根拠があるので、行わないよう勧められる。

［日本褥瘡学会．褥瘡ガイドブック．第2版．照林社，2015年，p.30 より］

的な処置が必要な場合もあります。

　この時期には、抗菌効果のある外用薬を使用します。滲出液が多い場合は、カデソキマー・ヨウ素、ポビドンヨード・シュガー、滲出液の少ない場合、スルファジアジン銀の使用が勧められます。

滲出液

　滲出液は量だけでなく色や性状（ぬめりなど粘性の有無）、においも重要です。滲出液が多いと周囲皮膚も浸軟します（白くふやけます）。滲出液が多い場合はカデソキマー・ヨウ素、ポビドンヨード・シュガーが勧められます。滲出液の少ない場合、感染があればスルファジアジン銀、感染がなければトレチノイントコフェリルの使用も可能です。

肉芽形成

　肉芽形成においては、滲出液が多いと肉芽も浮腫を伴うことがあります。また、反対に滲出液が少ないと創自体の乾燥を認め創傷治癒遅延につながります。さらに、感染はしていないが、細菌数が増え始め、創の治癒遅延を来す臨界的定着の状況では、感染に移行しかけている状況と捉え、肉芽の色が悪い、滲出液が増加していて性状が粘性、創面に膿苔（創に膜が張ったような状態）を認める場合は注意が必要です。この時期に使用できる外用薬は前述した抗菌効果のあるものが勧められます。

　さらに、肉芽形成促進を図るためには、アルクロキサやトラフェルミン、トレチノイントコフェリル、ポビドンヨード・シュガーの使用が勧められます。過剰な肉芽形成とならないように注意が必要です。

創の縮小

　大きさ（創の縮小）においては、滲出液の吸収と創面の湿潤環境の維持が重要です。アルクロキサ、アルプロスタジルアルファデクス、トラフェルミン、ブクラデシンナトリウム、ポビドンヨード・シュガーの使用が勧められます。

ポケット

　ポケットについては、壊死組織があれば除去することが大切です。滲出液量に応じた外用薬を使用します。滲出液の多い場合はポビドンヨード・シュガー、滲出液の少ない場合はトラフェルミンやトレチノイントコフェリルの使用が可能です。ポケットが膨らむほど外用薬を詰め込まないこと、感染徴候に注意しながら、ポケット内をしっかり洗浄し、外用薬を残存させないことが大切です。視認できないポケットや壊死組織の残存、治癒が遷延する場合は、切開が必要な場合もあります。

ドレッシング材の使用

　外用薬使用時は、二次ドレッシングの使用が必要です。一般的にはガーゼを使用しますが、厚く使用すると圧迫源となります。さらに、滲出液量が多い場合は、創周囲の浸軟や

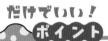

細菌繁殖につながるため吸収量の多いガーゼやパッドが必要です。処置の回数を増やして対応することも検討の必要があります。また、創面に張り付いて固着し、無理に剥がすことで肉芽を傷つけてしまう場合は、非固着性ガーゼの使用が勧められます。

局所のアセスメント

　褥瘡のケアにおいて、局所のアセスメントは重要です。創傷の治癒を妨げる要因は何か、現在、優先すべき創傷管理の目的は何かを考え、局所に使用されている外用薬の特徴を理解して創部の観察、適切な使用方法でケアすることが重要です。

　観察では、見るだけでなく、触る、におうことでもたくさんの情報が得られます。週に1回は、DESIGN-R® で評価し、創の状態に合った外用薬が使用されているのかアセスメントすることが大切です。また、褥瘡が悪化している場合だけでなく改善傾向にある場合でも外用薬の変更が必要であり、適切な時期に適切な外用薬を使用することが早期治癒につながります。

　褥瘡のケアにおいて、創周囲の発赤・悪臭・発熱など感染徴候が疑わしい場合や滲出液の増加、悪臭のある場合、「あれ？ このままでいいのかな？ 悪化しているのではないかな？」と疑問を感じるときは、漫然と同じ処置を続けず、複数の看護師での評価を行い、褥瘡対策チームや医師に相談しましょう。

だけでいい！ ポイント

- 褥瘡のガイドラインに沿って外用薬を選択し、外用薬の特徴を理解して使用しよう。
- 滲出液や肉芽の状態に合わせた二次ドレッシングを使用しよう。
- 褥瘡及び周囲皮膚をよく観察しよう（見る！ におう！ 触る！）。
- 悪化時は、早期に医師および褥瘡対策チームに報告しよう。

引用・参考文献
1) 日本褥瘡学会教育委員会ガイドライン改訂委員会. 褥瘡予防・管理ガイドライン（第4版）. 日本褥瘡学会誌. 17（4），2015，487-557.
2) 日本褥瘡学会編. 褥瘡予防・管理ガイドライン. 照林社. 2009，178p.
3) 日本褥瘡学会編. 褥瘡ガイドック. 東京，照林社，2015，272p.

（松村佳世子）

19 創部の洗浄

創周囲および創の洗浄方法

STEP 1 泡での洗浄前に創周囲の皮膚を湿らせておくとよい。

洗浄剤をしっかり泡立てる。その泡を褥瘡周囲の皮膚に置く。

ガーゼや創傷被覆材の貼付されていた部分より少し広い範囲（10cm程度）を目安に洗浄する。

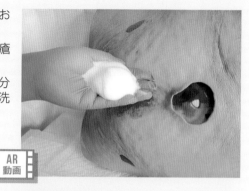

AR
動画

STEP 2 創周囲の皮膚を指の腹でなでるように、擦らず優しく愛護的に洗浄する。感染やバイオフィルムがある場合は、創内もしっかり洗浄する。

肛門部の近くの創には排泄物が潜り込みやすいので、最後に洗浄する。

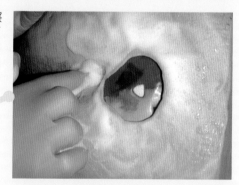

STEP 3 十分な水道水（38℃程度）で、洗浄成分が残らないように洗い流す。

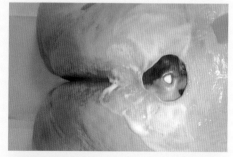

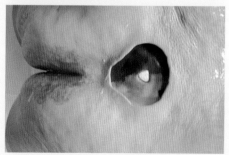

STEP 4 創面に付着した洗浄剤も洗浄液が透明になるまで洗い流す。

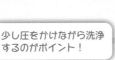

少し圧をかけながら洗浄するのがポイント！

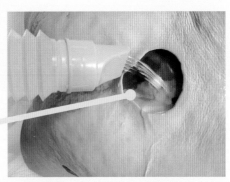

STEP 5 洗浄した皮膚および創面の水分を取るため、肉芽を損傷しないように、摩擦を加えないようにやさしく押さえ拭きする。

一度で水分が拭き取れず残ってしまう場合は創周囲と創内を分けて押さえ拭きする。その場合、創周囲と創内を拭き取るガーゼは交換し、創周囲への細菌による汚染を防ぐ。

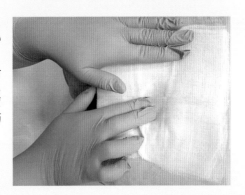

褥瘡周囲の洗浄

　　褥瘡周囲の皮膚は、汗や皮脂、皮膚の常在菌、テープやドレッシング材の糊残り、褥瘡からの滲出液で汚染され、細菌が付着しています。褥瘡部位によっては排泄物の影響も受けます。周囲の皮膚を清潔にすることで、褥瘡の改善に影響があるとも言われており、しっかりと洗浄することが大切です。「褥瘡予防・管理ガイドライン（第4版）」では、創周囲の皮膚は弱酸性の洗浄剤による洗浄を行ってもよいとされています[1]。低刺激で皮脂を取りすぎない弱酸性洗浄剤は、周囲の皮膚の洗浄に適しています。洗浄の頻度は、1日1回、または汚染時やドレッシング材の交換時に行います。洗浄の範囲は、テープ貼付部まで広めに行います。洗浄水の温度は、汚れが落ちやすく創傷治癒が活性化される38℃程度が望ましいと言われています[2]。洗浄は、肛門部に近い創の場合、排泄物の汚染を創内に持ち込まないように肛門に近接する皮膚は最後に洗浄すること、手袋を交換するなど感染対策に準じて実施することが必要です。

褥瘡の創部の洗浄

　　褥瘡の創部は、十分な量の水道水または生理食塩水を用いて洗浄することが勧められています[1]。洗浄剤を使用する必要はありません。洗浄時にしみて刺激や痛みがある場合は、浸透圧が細胞内環境に近い生理食塩水の使用が適しています。また、十分な量での洗浄とは創の深さやサイズ、滲出液の性状によって違いがあります。創面にぬめりがなく、洗浄後の液が濁りなく透明になる洗浄量が必要です。洗浄時に壊死組織や残留物がある場合は、圧をかけて洗浄することもあります。圧をかけすぎても肉芽組織を損傷する可能性もあります。

　　また、洗浄剤の飛散にも注意が必要です。消毒については、通常は洗浄のみで十分であるが、明らかな創部の感染を認め、滲出液、膿苔が多いときは洗浄前に消毒を行ってもよいとされています[1]。ポビドンヨードが使用されることが多いと思いますが、細胞毒性もあるため創部に残らないように、必ず使用後は洗浄することが必要です。

　　洗浄後は、創周囲の皮膚や創面の損傷を防ぐため押さえ拭きします。水分が残ってしまうとテープやドレッシング材の粘着性が低下してずれやヨレの原因となるため、水分を残さないように行います。また、周囲の皮膚を健常に保つためには、保湿剤や被膜剤を使用して皮膚を保護することも必要です。その際、油分が強い製品ではテープやドレッシング材の貼付が困難になるため、貼付の妨げにならない製品を選択して使用します。

ポケットの洗浄

　　ポケットのある褥瘡の洗浄については、1日1回、38℃程度の水道水、または生理食塩水で実施します。深いポケットは、注射器にカテーテルをつけて行います（図 19-1）。その際、無理にポケット内にカテーテルを入れたり、強い圧で洗浄するとポケット内の組織の損傷につながる恐れがあります。また、1回に洗浄液を入れすぎるとポケットの拡大に

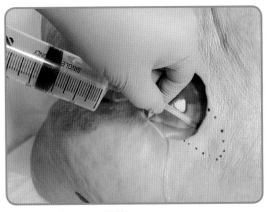

図 19-1　ポケットの洗浄

つながるため、ポケットが膨らまない程度の洗浄液の量で洗浄することが重要です。ポケットが下側になるように体位を整えると奥まで洗浄が可能です。全周にポケットがある場合、体位を変えて行うことでしっかり洗浄が行えます。洗浄液に濁りがなくなるまで繰り返し洗浄を行います。

だけでいい！ポイント

- 必ず、褥瘡周囲皮膚を泡で擦らず洗浄しよう。
- 創部洗浄は水道水、または生理食塩水で 38℃程度、洗浄液が透明になるまで行おう。
- ポケット洗浄は、ポケットを膨らませない程度の量で繰り返し行い、ポケットが下側になるように体位の工夫を行おう。

引用・参考文献

1）日本褥瘡学会教育委員会ガイドライン改訂委員会．褥瘡予防・管理ガイドライン（第4版）．日本褥瘡学会誌．17（4），2015，487-557.
2）切手俊弘．はじめての褥瘡ケア：見る看るわかるポイント50．東京，照林社，2013，54.

（松村佳世子）

20 栄養管理

栄養アセスメント

体重減少率

％体重変化により低栄養と判定できる。

（通常時体重－現体重）÷ 通常時体重 × 100	1〜2％以上 /1 週間 5％以上 /1 カ月 7.5％以上 /3 カ月 10％以上 /6 カ月

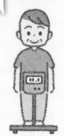

> 体重測定ができない場合は、上腕周囲長や下腿周囲長を測定することでも評価できる。

食事摂取量（喫食率）

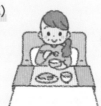

> • 入院前：自宅での食事量が通常量よりも減っていませんでしたか？
> • 入院中：食事摂取量 5 割以下が続いていませんか？

生化学検査

基準値以下であれば、低栄養と判定できる。

	アルブミン	プレアルブミン	RBP	トランスフェリン
半減期	21 日	2 日	0.5 日	7 日
基準値	3.9 〜 4.9g/dL	男：23 〜 42mg/dL 女：22 〜 34mg/dL	男：3.6 〜 7.2mg/dL 女：2.2 〜 5.3mg/dL	男：190 〜 300mg/dL 女：200 〜 340mg/dL

スクリーニングツール

SGA（主観的包括的栄養評価）

6 項目での栄養アセスメント
1：体重変化の有無
2：食物摂取変化の有無
3：消化器症状の有無
4：機能障害の有無
5：代謝性ストレスの有無
6：身体：皮下脂肪喪失・筋肉喪失・浮腫の有無
主観的包括評価：栄養状態良好 　　　　　　　　中等度栄養不良 　　　　　　　　高度栄養不良

MNA-Short Form®

6 項目での栄養アセスメント
A：食事摂取量の有無
B：体重減少の有無
C：ADL
D：精神的ストレスや急性疾患の有無
E：神経・精神的問題の有無
F：BMI もしくは下腿周囲長
12 〜 14 点：栄養状態良好 　8 〜 11 点：低栄養のおそれあり 　0 〜 　7 点：低栄養

必要栄養量の設定

エネルギー

- 褥瘡予防・管理ガイドライン：BEE × 1.5 倍以上（kcal）
- 静脈経腸栄養ガイドライン：30 〜 35kcal/kg/日
- EPUAP/NPUAP の合同臨床実践ガイドライン：30 〜 35kcal/kg/日

※ BEE（basal energy expediture）：基礎エネルギー消費量

男性：BEE = 66.47 ＋（13.75 ×体重 kg）＋（5.0 ×身長 cm）－（6.75 ×年齢）
女性：BEE = 655.1 ＋（9.56 ×体重 kg）＋（1.85 ×身長 cm）－（4.68 ×年齢）

（ハリスベネディクト式より）

たんぱく質

- 褥瘡予防・管理ガイドライン：**必要に見合った量**
- 静脈経腸栄養ガイドライン：1.2 〜 1.5g/kg/日
- EPUAP/NPUAP の合同臨床実践ガイドライン：1.25 〜 1.5g/kg/日

＊腎機能にも注意しましょう！

ビタミン・ミネラル・その他の栄養素

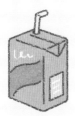

エネルギー・たんぱく質が十分確保できたら、亜鉛・
ビタミン C・その他の栄養素を補充しましょう！

コメディカル・チーム医療で連携して、褥瘡の栄養管理を進めましょう！

これだけは押さえておこう！

- 栄養アセスメントを行う。
- エネルギー・たんぱく質はガイドラインを参考に、目標栄養量を設定
  し、随時見直す。
- 亜鉛・ビタミン C・アルギニンなどの栄養素は、エネルギー・たんぱ
  く質を補給した上で考慮する。

栄養アセスメント

低栄養

　　褥瘡の発生には栄養状態や栄養補給が大きく関わり、低栄養であることが褥瘡のリスクとなります。

　　低栄養を判断するために、各種の指標を用いてスクリーニングを行うことが勧められています。スクリーニングの中で一番簡便な指標は体重であり、体重減少率が大きい場合には、低栄養状態と判定できます。入院中は定期的に体重測定を行いましょう。ただし、浮腫や脱水がある場合は、正確な体重を表さないため注意が必要です。また体重測定ができないときには、上腕周囲長や下腿周囲長を測定することで低栄養の評価ができます。

食事摂取量

　　次に、食事摂取量（喫食率）も大切な指標です。入院時には入院前の食事状況が通常より減っていなかったどうか確認しましょう。また入院中は食事摂取量50％以下が数日続いていないかどうか注意しましょう。ただし、提供されている食事自体が必要栄養量に足りていない場合もあります。食事のみで必要栄養量に不足する場合は、栄養補助食品などの利用、またその他の栄養補給ルートを考慮しましょう。経口摂取が不可能な患者の栄養補給は、経静脈栄養や経腸栄養管理となりますが、この場合も必要栄養量が投与されているか確認が必要です。輸液や栄養剤については薬剤師・管理栄養士にアドバイスを求めましょう。

生化学検査

　　生化学検査の中では、血清アルブミン値で栄養状態の評価ができますが、脱水や炎症があると正確な栄養状態を表しませんので、注意が必要です。血清アルブミン値だけでなく、RTP（Rapid Turnover Protein：プレアルブミン・RBP・トランスフェリン）測定ができれば、より短期間での栄養状態を確認できます。

その他の指標

　　また、スクリーニングツールとして、SGA や MNA®、MNA-SF® が勧められます。特にMNF-SF® は6項目であり、簡便に評価しやすいものとなっています。各施設で使用しやすいスクリーニング項目を使いましょう。

　　栄養状態は一つの指標だけでは判定できませんので、複数の項目を用いて、入院時だけでなく、定期的に評価を行うことが大切です。そして低栄養状態であれば、積極的な栄養管理が必要となります。

褥瘡発生時の栄養管理

　　褥瘡発生時は通常より基礎代謝量が亢進していることが多く、必要エネルギー量は増加します。「褥瘡予防・管理ガイドライン（第4版）」では、基礎エネルギー消費量（BEE）×1.5倍以上のエネルギーを必要とし、これにより褥瘡の治癒促進が認められています。EPUAP/NPUAP の合同臨床実践ガイドラインでは、体重当たり 30 〜 35kcal とされています。適正なエネルギーが投与できているかどうかは体重で評価し、必要に応じて見直しま

しょう。

　たんぱく質は褥瘡改善には必須となります。「褥瘡予防・管理ガイドライン（第4版）」では必要に見合った量を補給することが勧められています。EPUAP/NPUAP ガイドラインでは、体重当たり 1.25 ～ 1.5g/kg/ 日とされています。高齢者では腎臓や肝臓の機能が低下していることが多いため、入院時はまず 1.0 ～ 1.2g/kg/日から開始しましょう。また、腎不全や肝不全がある場合は、0.6 ～ 0.8g/kg/日から開始し、血液検査・尿検査などのデータを随時確認し、補正していきましょう。ただし、たんぱく質のみを強化しても、十分なエネルギーが投与されていない場合は、たんぱく質はエネルギー源として利用されてしまいますので、まずは十分なエネルギーを確保することが大切です。

　また、褥瘡治癒には、ビタミン・ミネラル・その他各種栄養素も必要となります。特に、亜鉛・アスコルビン酸（ビタミンC）・アルギニン・L-カルノシン・n-3 系脂肪酸・コラーゲン加水分解物といった栄養素は、褥瘡治癒促進に作用するとの報告があり、種々の栄養補助食品があります。ただし、現状では褥瘡治癒に必要とされる量は明らかではないため、「褥瘡予防・管理ガイドライン（第4版）」で目安量は設定されていません。いずれにしても必要エネルギー・たんぱく質を充足していなければ、各種栄養素の効果はありませんので注意しましょう。栄養補助食品を使用する場合は、褥瘡の状態や血液検査を定期的に観察しましょう。

　栄養管理を進めるにあたっては、一職種だけでは難しいため、医師、薬剤師、管理栄養士、また栄養サポートチームと連携しましょう。

だけでいい！ ポイント

- 定期的に栄養アセスメントを行う。
- まずは十分なエネルギーを確保した上でたんぱく質を補給し、褥瘡治癒を促進する栄養素の補給を考慮する。
- 栄養管理を進めるには、チーム医療で多職種と連携しよう。

引用・参考文献

1）日本褥瘡学会編．"栄養管理"．褥瘡ガイドブック．第2版．東京，照林社，2015，133-48.
2）日本静脈経腸栄養学会編．"褥瘡"．静脈経腸栄養ガイドライン．第3版．東京，照林社，2013，352-7.
3）日本静脈経腸栄養学会編．"栄養評価"．静脈経腸栄養ハンドブック．東京，南江堂，2011，102-11.

（塚田美裕）

第 2 章

褥瘡の評価と治療

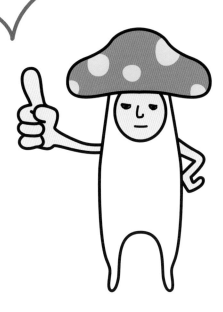

① 急性期の褥瘡ケア

急性期褥瘡に見られる所見

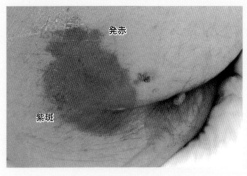
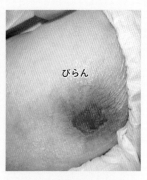
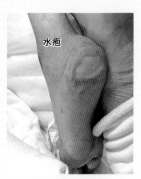

これらは全て急性期褥瘡に見られる所見である。急性期褥瘡では、局所に急性炎症反応の症状が見られる。これらを見つけたら、情報の共有および観察・治療を開始する。

急性炎症反応：発赤、浮腫、硬結、紫斑、水泡、びらんなど

治療の基本

適度な湿潤環境（適度とは、ふやけすぎず、乾燥しすぎず）。急性期褥瘡は刻々と変化するので、適宜観察できる方法で実施する必要がある。

持ち込みの褥瘡

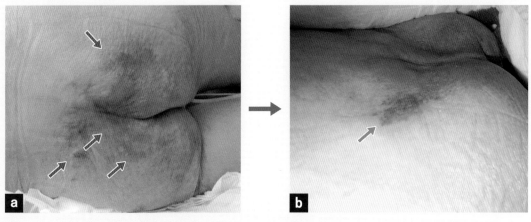

a：多数の発赤・紫斑（➡）。発赤・紫斑が生じる状態であることに注意する。硬結や圧痛はない（膿瘍などは考えにくい）ため、対応として除圧が必要になる。
日常生活動作の能力を確認し、体交方法やマットレス選択の検討を行う。

b：1週間後、1カ所紫斑が残った（➡）。骨突出部ではないため、深部組織損傷（DTI）に注意して、観察を続けていく必要がある。

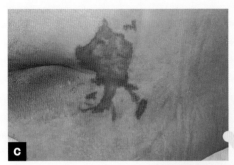

c：突出部以外の紫斑（➡）が見られ、bと同様に
DTIを疑う。**e**のように、ある程度大きさのある病
変の場合は、必ず触って、正常皮膚と比較する。
表面の硬結や圧痛、皮下の波動を感じる場合は注
意する。硬結・圧痛、皮下の波動は、深部の炎症
所見のことがある。場合によっては、皮下膿瘍の
場合がある。皮下膿瘍があれば、穿刺や切開など
が必要になる。そのための診断が求められる。

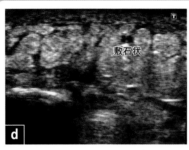

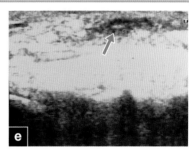

超音波検査がベッドサイドで可能であり、容易に観察できる。
【観察の要点】
low echo area（黒い空間）があるかどうか。low echo areaは、皮膚から骨の間の
軟部組織の液体を示すことが多い。つまり膿瘍の可能性がある。
d：軟部組織に隙間はなく敷石状の画像。軟部組織感染症である。
e：軟部組織にlow echo area（➡）があり、膿瘍の可能性がある。
※画像所見だけで判断せず、臨床所見と複合的に判断する。

急性期褥瘡の回避

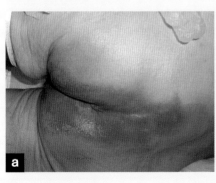

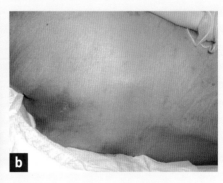

a：失禁関連皮膚炎（IAD）により皮膚が脆弱になっており、褥瘡発生のリスク
が高まっている。IADの管理が重要だが、皮膚炎が仙骨部まで到達している。
それによる褥瘡発生も予防する必要がある。

b：IAD対応を行った1週間後。IAD自体の改善で仙骨部の褥瘡発生リスクも回
避している。IADは褥瘡の鑑別診断にも挙がる。このような症例を覚えてお
こう。

急性期褥瘡とは

　急性期褥瘡とは、明確な期間の定義はありませんが、発生後 1 ～ 3 週間の褥瘡を指します。褥瘡の状態が短期間で変化する期間であり、治癒に至る場合や慢性期褥瘡に移行する場合（浅い褥瘡と深い褥瘡）があります。

発生原因の特定

　急性期褥瘡の間に原因検索を行います。発生原因を特定することで、さらなる悪化を防ぐだけではなく、治療にもなります。そして身体の他の部位への発生も予防できます。発生原因は、全身要因と局所要因があります。全身要因は、元々の主疾患に関連することが多いです。局所要因は、即時に対応可能であることが多く（皮膚の脆弱性や骨突出部など）、全身要因を確認しながら局所要因を特定することが大事になります。

　局所要因には、多汗や尿・便失禁による皮膚環境悪化、浮腫、骨突出や関節拘縮などがあります。これらの要因を取り除くことや対応することが急性期褥瘡の治療につながります。

急性期褥瘡の治療

　急性期褥瘡自体の治療は、一般的には適切な湿潤環境の維持となります。急性期褥瘡では、滲出液は少ないことが多いです（尿など外部からの浸潤要因がない場合。99 ページの「急性期褥瘡の回避」を参照）。そのため外用薬は油脂性軟膏（白色ワセリンなど）を使用することが多いです。また被覆材では、褥瘡部の観察が可能なポリウレタンフィルムや真皮用のドレッシング材を用いることが勧められます。突出が強い部分や滲出液がある場合はシリコーンドレッシング材も有用です。適応とコストを考慮する場合は救急絆創膏として販売しているシリコーンドレッシング製品の使用も考慮します。シリコーンドレッシング材を貼付中は、剥がして観察することが可能です（再貼付が可能です）。刻々と変化する状態を観察して対応することが重要になります。急性期褥瘡に用いる外用薬・ドレッシング材を表 1-1 に示します。

　注意点は、深部組織損傷（deep tissue injury；DTI）と皮下の血腫や膿瘍の存在です。DTI は、一見軽症に見える褥瘡が、慢性期になると深い褥瘡であったと判明するものです。DTI を疑う場合は、皮膚は紫や茶褐色であることが多く、皮下の強い痛み、硬結、周囲より冷感や熱感が強い、波動のような触感などがあります。また骨突出部や関節拘縮部といった、いわゆる褥瘡が発生しやすい部位とは異なる筋肉や脂肪に厚い部位にできやすいのも特徴です。

　皮下の血腫や膿瘍を疑う場合は、周囲より軟らかい感触であることが多いです。明らかな場合は、触知のみで判断がつくようになります。もし血腫や膿瘍が存在すれば、早めに除去することが治療を促進する場合もあります。血腫や膿瘍の存在を迷う場合は、画像診断を行うことが肝要です。

　DTI も含めて褥瘡に対する画像診断は有用な手段です。全身状態が許せば CT や MRI が

表 1-1 急性期褥瘡と深部損傷褥瘡に使用する外用薬・ドレッシング材

外用薬	急性期褥瘡	創面保護効果の高い油脂性基剤の外用薬（酸化亜鉛、ジメチルイソプロピルアズレン、白色ワセリンなど）、水分を多く含む乳剤性基剤（O/W）の外用薬（スルファジアジン銀）を用いてもよい。
	深部損傷褥瘡	毎日の局所観察を怠らないようにし、創面保護効果の高い油脂性基剤の外用薬（酸化亜鉛、ジメチルイソプロピルアズレンなど）を用いてもよい。
ドレッシング材	急性期褥瘡	毎日の局所観察を怠らないようにし、創面保護を目的として、ポリウレタンフィルムや真皮に至る創傷用ドレッシング材の中でも貼付後も創が視認できるドレッシング材を用いてもよい。 ※ポリウレタンフィルムは摩擦、ずれより発赤部位を保護する目的で使用する。
	深部損傷褥瘡	毎日の局所観察を怠らないようにし、創面保護を目的として、ポリウレタンフィルムや真皮に至る創傷用ドレッシング材の中でも貼付後も創が視認できるドレッシング材を用いてもよい。 ※ポリウレタンフィルムは摩擦、ずれより発赤部位を保護する目的で使用する。

［日本褥瘡学会「褥瘡予防・管理ガイドライン（第 4 版）」より作成］

確実に損傷範囲を確認できますが、急性期褥瘡の発生時は全身状態の悪いことが多いです。ベッドサイドで簡易かつ短時間で行える超音波検査は重宝されます。血腫や膿瘍の存在の有無を判断するのは容易であり（99 ページを参照）、慣れてきますと損傷範囲も把握できるようになります。

だけでいい！ポイント

- 褥瘡が発生しそうな部位はあらかじめチェックする。
- 急性期褥瘡が発生したら、観察だけでなく発生原因の検索と除去を行う。
- 急性期褥瘡の状況を知るために超音波検査を行う。

（寺部雄太）

慢性期の褥瘡ケア

壊死組織をコントロールする！（Tissue）

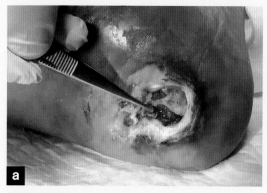 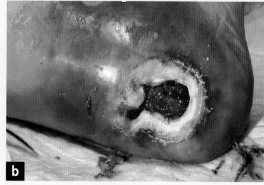

慢性期の創傷には壊死組織が付着してくることが多い。定期的に壊死組織を取り除き（デブリードマン）、炎症や感染を予防する処置が重要である。

a：創部に白色の壊死組織（スラフ）の付着を認め、鋭匙によるデブリードマンを施行した。

b：スラフが取り除かれ、創部の清浄化が得られた。

感染・炎症をコントロールする！（Infection or Inflammation）

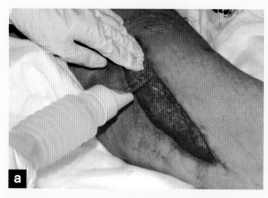 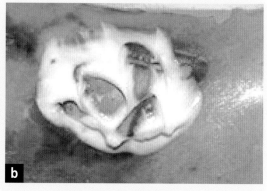

創傷治癒がスムーズに進むためには感染や炎症を起こさない管理が重要。日常的に「しっかり洗浄」を行い、「抗菌性外用薬」で管理する。創が浅くバイオフィルムがない場合は愛護的に洗浄する。

a：日常的に多量の洗浄液を用いて洗浄を行う。

b：ゲーベン® クリームを塗布した所見。適切な抗菌性外用薬を使用し、感染を防ぐ。

滲出液をコントロールする！（Moisture Imbalance）

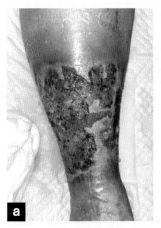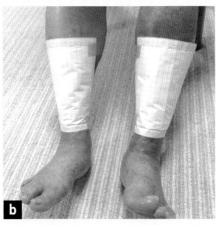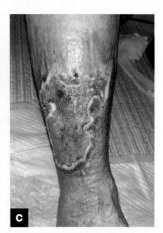

うっ滞性皮膚炎の所見。過剰な滲出液は周囲の皮膚を浸軟させ、皮膚炎を惹起し、創傷治癒を遅延させる。滲出液の量に合わせ吸水性の高い軟膏と創傷被覆材を選択する。

a：うっ滞性皮膚潰瘍。周囲皮膚の浸軟、炎症が著明。

b：モイスキンパッド®による保護と被覆。非固着性の被覆材は創部に優しく有用性が高い。

c：周囲の浸軟、炎症が改善。上皮化が進行している。

創縁をコントロールする！（Edge of Wound）

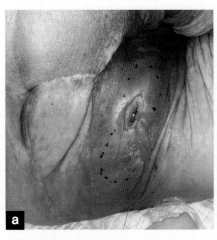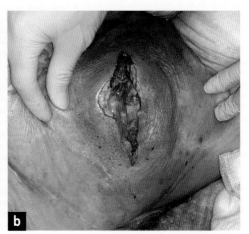

創縁が瘢痕化して硬くなっていたり、ポケット形成している創部では治癒が遅延する。外科的に切除し創縁をリフレッシュすると創傷治癒が再開する。

a：坐骨部の褥瘡。内部から排膿も認め、前後方向へのポケット形成を認める。

b：ポケット切開を行った所見。内部の壊死組織がデブリードマンされ、創部の清浄化が得られている。

創面環境調整

　創傷治療において創面環境調整（wound bed preparation；WBP）の重要性が提言されてから久しいです。WBP は 2003 年に Schultz らにより提案された概念であり、創傷治癒の妨げとなる要因を取り除くことで、創傷治癒を促進しようとする考え方です[1]。この考え方は植皮術を行う前に、創部に皮膚が安全に生着するための条件を理論化したものとされています。

　WBP の中で治癒の妨げの要因となる評価項目は以下の 4 つに分類されています。

- Tissue non-viable or deficient：壊死組織・活性のない組織
- Infection or inflammation：感染または炎症
- Moisture imbalance：湿潤の不均衡
- Edge of wound-non advancing or undermined epidermal margin：創辺縁の表皮進展不良あるいは表皮の巻き込み

　項目の頭文字を取って TIME コンセプトと呼ばれており、これらの 4 つの項目を評価して、日常的な処置で意識的に改善することで、創面を常に良好な状態に維持し安定的に創傷治癒を促進することができます。

壊死組織の除去（T）

　壊死組織（T）の管理に関しては、除去する方法が複数あり、外科的に取り除く方法「外科的デブリードマン」、軟膏などを用いて組織を浸軟させ自己融解を促進して取り除く方法「化学的デブリードマン」、医療用マゴット（ウジ虫）などの貪食作用を利用した方法「生物学的デブリードマン」などに大きく分類されています。近年では、創傷の状態を良い状態に保つために、繰り返しデブリードマンを行う「メンテナンスデブリードマン」の重要性が広く認識されています。

感染・炎症のコントロール（I）

　感染・炎症（I）のコントロールに関しては、日常的な洗浄と適切な抗菌性外用薬の選択が重要です。洗浄に関しては、石鹸などの界面活性剤を使用して、バイオフィルムを含めた汚れを乳化し、大量の洗浄液で洗い流すことが大切です。

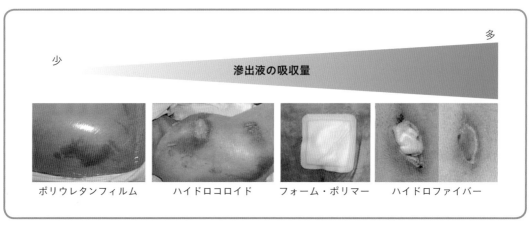

少　　　　　　　　　　　滲出液の吸収量　　　　　　　　　　　多

| ポリウレタンフィルム | ハイドロコロイド | フォーム・ポリマー | ハイドロファイバー |

図 2-1　被覆材ごとの吸水性の目安

滲出液の管理（M）

　　滲出液の管理（M）に関しては、日常の処置を行う中で滲出液の量を評価し、被覆材や軟膏を適宜選択するようにします。被覆材ごとの吸水性の目安は図 2-1 に示したとおりです。

創縁の管理（E）

　　創縁の管理（E）に関しては、創傷の周囲に瘢痕化した硬い皮膚が残存していたり、皮膚の下がえぐれてポケット形成しているような場合、外科的に切除したり開放しなければ創傷治癒が得られにくいことが知られています。

　　日常の処置の中で TIME コンセプトを常に意識し、改善するように働きかけることで、創傷を良い状態に保ち、治癒を促進することが可能となります。

だけでいい！ポイント

- 創面環境調整によって創傷治癒の妨げになる要因を取り除き、治癒を促進する。
- 日常的に TIME コンセプトを評価することで、創面を良好な状態に維持する。

引用・参考文献

1) Schultz GS, et al. Wound bed preparation: A systematic approach to w03ound management. Wound Repair Regen. 2003;11 Suppl 1:S1-28.

（木下幹雄）

3 DESIGN-R®2020 の 評価方法

Depth（深さ）

創内の一番深い部分で評価する。改善に伴い創底が浅くなった場合は、これと相応の深さと評価する。

d1：持続する発赤
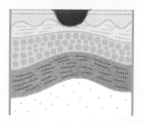

d2：真皮までの損傷

D3：皮下組織までの損傷
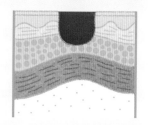

D4：皮下組織を超える損傷
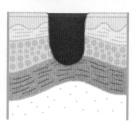

D5：関節腔、体腔に至る損傷
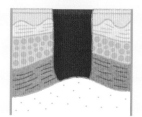

DDTI：深部組織損傷（DTI）疑い
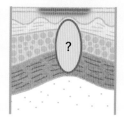

DU：壊死組織で覆われ、深さの判定が不能
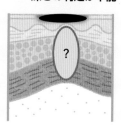

表皮
真皮
皮下組織
筋肉
骨

d0：皮膚の損傷・発赤なし
創傷が治癒した場合や圧迫すると消失する発赤。

d1：持続する発赤
指で3秒圧迫後、指を離しても白く退色せず発赤が持続する褥瘡。

d2：真皮までの損傷
創縁と創底に段差がない。

D3：皮下組織までの損傷
創縁と創底に段差があり、創底には脂肪層の脂肪組織がある場合がある。

D4：皮下組織を超える損傷
創底には乳白色の腱がある。また筋膜の壊死組織がある場合がある。

D5：関節腔、体腔に至る損傷
腱の露出部位から関節に向かって交通がある。

DDTI：視診・触診画像などから深部組織の損傷が疑われる場合には「深部組織損傷（DTI）疑い」（DDTI）と判定する。

DU：分厚い壊死組織で創底が見えない。

Exudate（滲出液）

ドレッシング材はそれぞれ滲出液の吸収量が違うため、交換間隔に違いがある。したがって、褥瘡にガーゼを当てた場合にどのぐらいの間隔で交換するかで判断する。創部周囲の浸軟、乾燥、滲出液による皮膚障害の有無も評価する。

e1

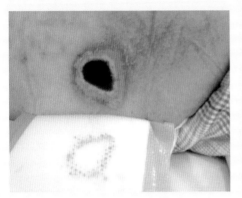

e3

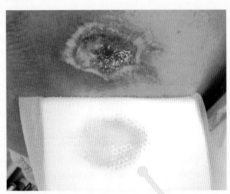

e1：付着している滲出液の量は、ガーゼの 1/4 程度以下を目安とする。

e3：付着している滲出液の量は、ガーゼ 3/4 程度未満とする。

E6：付着している滲出液の量は、ガーゼ 3/4 以上。1 日 1 回の交換でもガーゼから滲出液が漏れる。

【見る】
- 浸軟・乾燥・滲出液による皮膚障害
- 滲出液の色、においなど感染徴候の有無

Size（大きさ）

皮膚損傷範囲の長径（cm）と長径と直行する最大径（cm）を測定し、掛けた値が大きさになる。発赤と潰瘍が混在している場合は、発赤も含めて測定する。

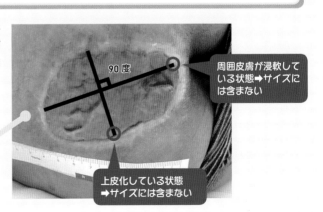

90 度

周囲皮膚が浸軟している状態➡サイズには含まない

上皮化している状態➡サイズには含まない

【見る】
- 部位と形
- ずれの方向に創部が拡大
- 座位時のずれで尾側方向に拡大

Inflammation/Infection（炎症／感染）

●局所の炎症／感染

①Critical colonization（限界的定着）とは、細菌数が多くなり、創感染に移行しそうな状態である。炎症反応・防御反応により創の治癒が遅延した状態である。

②細菌が身体内に侵入して増殖し、発赤、腫脹、熱感や疼痛（炎症の4徴候）が発生する。

　感染が局所から全身に及ぶ場合の局所所見として、排膿・悪臭などが生じる。全身状態としては、敗血症や菌血症に至る場合になる。この場合はCTなどでの客観的評価を行う。

I9：腸骨、大転子の褥瘡

【そのほかの観察項目】
● 発赤の拡大
● 黄色壊死組織の増大

I3C

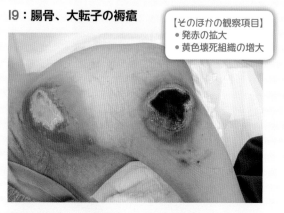

発熱を認め、褥瘡部には発赤熱感疼痛が見られた。切開し、排膿あり。

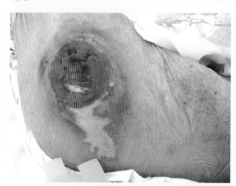

肉芽が浮腫状で感染はしていないが、滲出液が黄色多量である。

感染が「創局所」「全身に影響を及ぼしているか」で評価・判定する。

i1：局所の炎症が見られるもの（創周囲の発赤・腫脹・熱感・疼痛）

I3C：臨界的定着が疑われるもの（創面にぬめりがあり、滲出液が多い。肉芽があれば、浮腫性で脆弱などから判断する）

I3：局所に明らかに感染徴候が見られるもの（炎症徴候、膿、悪臭など）

I9：感染・炎症の4徴候に加えて排膿、悪臭、発熱などを認める。

※採血・CT・MRIなど、客観的評価も合わせて評価する。

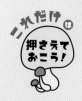

これだけは
押さえて
おこう！

細菌と創傷の関係は以下の4段階に分類される。

● Wound contamination（創汚染）：創に細菌が存在するだけで増殖しない状態

● Wound colonization（保菌状態、定着）：増殖能を持つ細菌が創に付着しているが、創（宿主）に害を及ぼさない状態

● Critical colonization（限界的定着）：Wound colonizationよりも細菌数が多くなり、創感染に移行しそうな状態。創傷治癒が遅延する。

● Wound Infection（創感染）：増殖する細菌が組織内部に侵入して（宿主）に実害（深部感染）を及ぼす状態

Granulation（肉芽組織）

良性肉芽は、表面が細かい顆粒状で鮮紅色である。また適度に湿潤している。肉芽の色、凹凸、湿潤状態を見る。不良肉芽は過剰に湿潤しており、浮腫状になりブヨブヨしている。ここでは良性肉芽の範囲を評価する。不良肉芽は感染に至っていなくても創傷面で細菌が繁殖した状態（Critical colonization）の場合があり、褥瘡の治癒が遅延する。肉芽の状態だけではなく、滲出液が濃厚かどうかなども評価する。

● 良性肉芽が創面を占める割合
良性肉芽とは、鮮紅色（牛肉色）を呈し、適度に湿潤した状態

g1：良性の肉芽

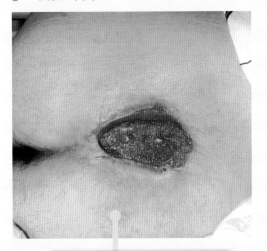

【見る】
● 肉芽の色、湿潤の程度：滲出液の量や肉芽の乾燥の有無を確認
● 形状（凹凸）：ずれや摩擦の有無を確認

g0：創が浅くて判定できない

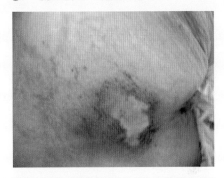

真皮までの褥瘡であり、上皮化して創傷が治癒する。

g6：肉芽が浮腫状　不良肉芽

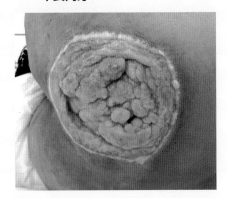

滲出液が多く、ずれが加わっている状態である。

Necrotic tissue（壊死組織）

壊死組織は、水分含有量によって色調や硬さが違う。水分を含んで軟らかい黄色壊死組織はスラフ（slough）、乾燥した硬い壊死組織はエスカー（eschar）と呼ばれる。混在している場合は、全体的に多い病態をもって評価する。壊死組織は感染の原因になるため、デブリードマンを早期に実施する必要がある。壊死組織の下に波動がないかどうかも評価する。

N6：硬く厚い密着した壊死組織

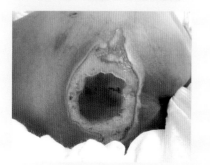

N3：黄色調の軟らかい壊死組織

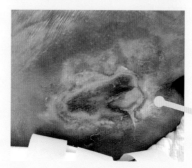

【見る】
● 色と硬さ

スラフ：黄色、灰色、緑色または茶色　　　エスカー：黄褐色　茶色または黒色

壊死組織の割合ではなく、壊死組織の有無や硬さで判定
N：壊死組織がある場合
n：壊死組織がない場合

Pocket（ポケット）

体位によって創の形状が変化する。毎日同じ体位で、ポケットを含めた創の大きさから潰瘍の大きさを引いたものを評価する。ポケットの大きさにマジックで印をつけると分かりやすい。感染状態や体位でのずれの方向にポケットは拡大する。創の評価だけでなく、ポケットの方向、感染状態も評価する。

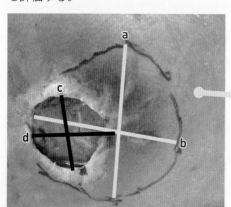

【見る】
● 部位と方向

a × b − c × d

※毎回同一体位で測定する。

ポケット全周（潰瘍面も含め）の長径（cm）×長径と直交する最大径（cm）から潰瘍の大きさを差し引いたもの

DESIGN-R®2020 の表記方法

D-E点S点I点G点N点P点：合計点

ハイフンを入れる　　　　　　コロンを入れる

深さは点数に含まず最初に記入　　　DU - e1　S15　i1　G6　N6　P0 ： 29

深さ以外の6項目の合計を出す

● 「深部損傷褥瘡（DTI）疑い」の場合の記載方法
　 DDTI - e1　S15　i1　G6　N6　P0：29
● 「臨界的定着疑い」の場合の記載方法
　 D3 - E6　S15　I3C　G6　nO　p0：30

DESIGN-R®2020 の実際

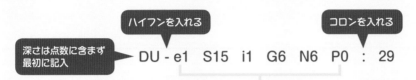

	① 1 日	② 12 日	③ 28 日	④ 37 日
深 さ	DDTI：発赤・熱感・疼痛・硬結・水疱・紫斑を認めた。	DU：壊死組織で覆われ深さが判定できない	D4：皮下組織を超える損傷：腱の露出あり	D3：皮下組織までの損傷
合計点	DDTI-e1S15i1G6N6P0：29	DU-e3s12i1G6N6P0：28	D4-e3s12i0g3n0P9：27	D3-e3s12i0g1n0P0：16

引用・参考文献

1）日本褥瘡学会編．"DESIGN-R ツール"．在宅褥瘡予防・治療ガイドライン．第2版．東京，照林社，2012，24-31.

2）日本褥瘡学会編．"外用薬・ドレッシング材の使い方：感染・炎症"，"外用薬・ドレッシング材の使い方：肉芽形成"．褥瘡ガイドブック．東京，照林社，2012，60-7.

3）帯刀朋代．"褥瘡の評価：滲出液はどうみるの？ 褥瘡の大きさはどうはかるの？"．評価・選択・実行できる 褥瘡ケアデビュー．丹波光子監修．東京，学研メディカ秀潤社，2016，35-7.

4）伊藤奈津子．"褥瘡の評価炎症／感染は何をみて判断するの？ 壊死組織は何をみるの？ 肉芽組織と不良肉芽はどう見分ける？ ポケットはどうはかる？"．前掲書3．39-41.

5）日本褥瘡学会編．褥瘡状態評価スケール：改定 DESGN-R®2020 コンセンサス・ドキュメント．東京，照林社，2020，12-5.

（丹波光子）

4 水疱・血疱のケア

水疱に用いるフィルム材・ドレッシング材

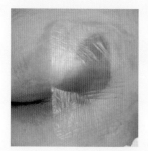

「褥瘡予防・管理ガイドライン（第4版）」では水疱の管理にポリウレタンフィルムを用いてもよいとされている。ポリウレタンフィルムでは局所の観察が簡単にできるが、交換するときに水疱・血疱の被膜が破れてしまう場合も少なくない。そのため**シリコーン粘着剤が使用されているフィルム材やドレッシング材を用いる**と被膜が破れることなくスムーズに交換できる。

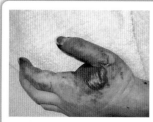 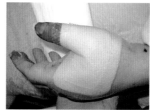 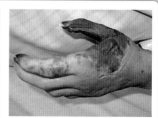

シリコーン粘着剤の材料を使用することで被膜を破らずに管理できる（右が1週間貼付後の状態）。

滲出液の維持

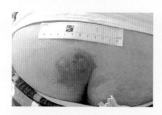 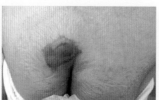 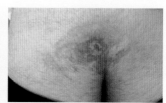

水疱は被膜が破れないようにシリコーン粘着剤の創傷被覆剤での被覆を継続すると、徐々に滲出液は吸収されて治癒に至る。

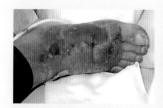 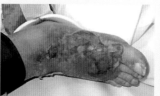 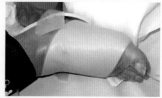

水疱・血疱内の滲出液の維持が困難と判断した場合は、穿刺して貯留している滲出液を排出して、シリコーン粘着剤の創傷被覆材で被覆する方法を選択する。このとき被膜は剥がさずに創底と密着させてから創傷被覆材を貼付する。

血疱の管理

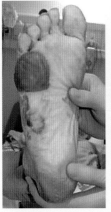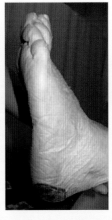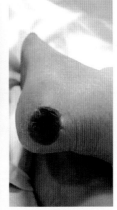

血疱の色調は薄いものから濃いものまでさまざま。血疱の被膜を破綻させずに管理すると徐々に痂皮化し、いずれ自然脱落する。この**痂皮が脱落した際に完全に褥瘡が治癒している場合**もあるが、**痂皮の下に褥瘡が隠れている場合**もある。特に色調の濃い血疱の場合は痂皮の下に褥瘡が隠れていることが多いので、痂皮化してきている状態に安心せず観察と外力調整を継続しよう。

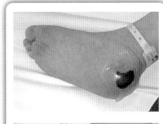
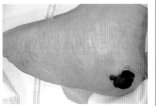
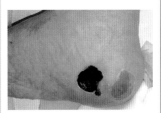

痂皮を除去すると褥瘡は治癒している。

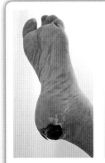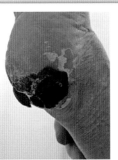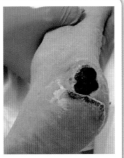

痂皮化した血疱の皮膜を除去すると隠れていた褥瘡が確認されることもある。

🍄 ドレッシング剤の貼付と剝離

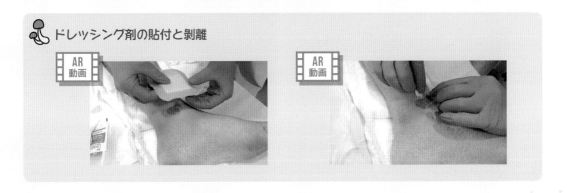

水疱・血疱とは

　水疱は透明な水溶性の内容を持ち、天蓋の被膜に包まれている皮膚隆起で、内容物の成分は血漿成分や細胞成分などが主ですが、血液を含んで紅色を呈するものを血疱といいます。被膜に張りがないものは弛緩性水疱といい、被膜が厚く緊張しているものを緊満性水疱といいます（図4-1）。

　弛緩性水疱は表皮内で形成されるもので破れやすく、緊満性水疱は表皮下に形成されるもので破れにくいという特徴があります。

水疱・血疱の管理

　「褥瘡予防・管理ガイドライン（第4版）」では、水疱の治療に外用薬では酸化亜鉛、ジメチルイソプロピルアズレンなどの創面保護効果の高い油脂性基剤の軟膏の使用や、ポリウレタンフィルムを用いることが推奨されています。そして水疱を破らずに治療をすることも勧められています。水疱・血疱を破らずに治療を進めていくには弛緩性か緊張性なのかを判断できることが初めの一歩になります。水疱が軟らかく水疱内で滲出液が動くようなものは弛緩性、パンパンに張っていて滲出液が動く余裕がないものが緊満性と判断します。

　水疱・血疱を外用薬で管理をする場合は、油脂性基剤の軟膏をたっぷりと塗布し、ガーゼやパッドと固着せず滑る感じにすると、被膜を保護することができます。可能であれば非固着性のパッドなどを用いることが勧められます（図4-2）。

　ドレッシング材を用いる場合は、ガイドラインではポリウレタンフィルムを用いることが推奨されていますが、粘着材が使われているため交換の際に被膜が破けてしまう可能性があります。特に弛緩性の水疱・血疱の場合はそのリスクが高くなります。そのため水疱・血疱を観察して、交換時に粘着剥離剤を用いても損傷が起こる可能性が高いと判断した場合は、シリコーン粘着剤を材料としたものを選択するのがよいでしょう（図4-2）。

　また水疱・血疱内の滲出液を絶対に維持しなければならないわけではありません。大き

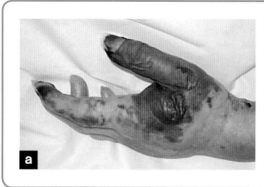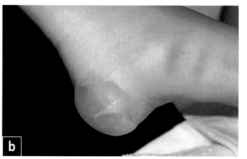

図 4-1　水疱の種類
a：弛緩性水疱：被膜に張りがなく破れやすいのが特徴
b：緊満性水疱：被膜が厚く破れにくいのが特徴

シリコーンゲルドレッシング

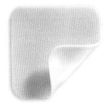

エスアイエイド®（アルケア）

粘着剥離剤

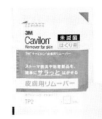

3M™ キャビロン™ 皮膚用リムーバー
（スリーエム ジャパン）

シリコーン粘着剤が使用されているもの

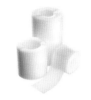

メピレックス® ライト
（メンリックヘルスケア）

オブサイト® ジェントル
ロール
（スミス・アンド・ネフュー）

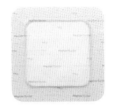

メピレックス® ボーダー
フレックス
（メンリックヘルスケア）

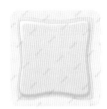

ハンドロサイト®AD ジェン
トル
（スミス・アンド・ネフュー）

図 4-2　**水疱・血疱に使用するフィルム材・ドレッシング材・剥離剤**

さや発生部位で維持が困難と判断された場合は、滲出液を穿刺して排液させて保護をする方法で問題なく治療できます。ただ、被膜を剝がしてはいけません。被膜は「天然の創傷被覆材」として機能するので残しておきましょう。

だけでいい！ポイント

- 発生した水疱・血疱は弛緩性か緊満性かを見極めよう。
- 弛緩性の場合はシリコーン粘着剤を選択する。被膜を破らずに管理することで良好な治療環境を提供できる。
- 判断が難しい場合は、より安全なシリコーン粘着剤を材料としたものを使用する。
- 血疱は痂皮化しても下に褥瘡が隠れている場合があるので注意が必要！

1）清水宏．“発疹学”．新しい皮膚科学．第 3 版．東京，中山書店，2018，50-4.
2）日本褥瘡学会編．褥瘡ガイドブック．第 2 版．東京，照林社，2015，272p.

（松岡美木）

5 深部損傷褥瘡のケア

- 深部損傷褥瘡（DTI）は急性期の圧迫やずれが原因で、深部の筋肉が皮膚より先に壊死してしまう病態である。
- 表層の皮膚が正常に近いか軽度の損傷であるため、見逃しやすいのが問題となる。
- 皮膚の発赤を発見した際はDTIを疑い、創部を経時的に注意深く観察するとともに触診を行う。

さまざまな深部損傷褥瘡

仙骨部DTI ①

入院時所見

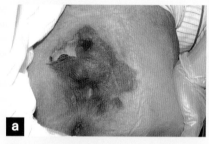

a

1 週間後の状態

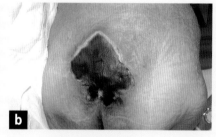

b

a：暗赤色で表皮剥離を伴う真皮までの仙骨褥瘡に見える。しかし触診では、ぶよぶよした皮下に通常の軟部組織とは異なる組織の異常を知ることができる。

b：黒色乾燥壊死が認められ、皮膚全層で壊死していることが示された。

仙骨部DTI ②

発見時所見

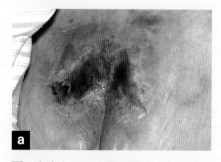

a

3 週間後の状態

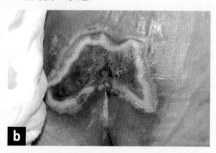

b

a：真皮よりやや深い褥瘡と考えられる。

b：demarcation された（健常組織と壊死組織の境界がはっきりした）。壊死組織は、皮膚全層に及ぶ。

3週間でデブリードマン後の状態

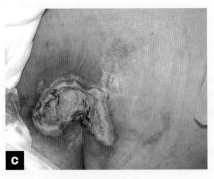

c

4週間目の状態

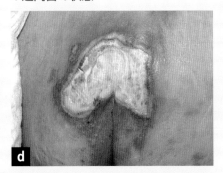

d

c：全層壊死の皮膚を切除し、さらに出血がある脂肪層までデブリードマンを行った。

d：壊死はより深部まで及んでいた。3週間目で良好と考えられた脂肪も壊死していた。

➡ 壊死組織をデブリードマンしていくと、より創傷が深くなっていくため、表層から深部に進行したように見えるかもしれないが、実際には、最初の状態で、深部の組織が壊死していたと考えられる。

深部壊死が認識された時期

Demarcation されたら慢性期の一般的褥瘡処置に準じた治療を行う。wound bed preparation に基づいて、壊死組織の除去を施行する。

**壊死組織が融解し demarcation
された仙骨部褥瘡**

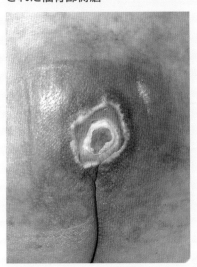

サージカルデブリードマン

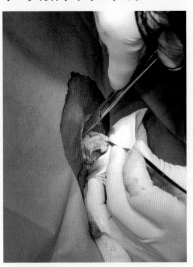

壊死組織が白色で滲出液によって浸軟してぶよぶよしている。このような壊死組織をスラフと呼ぶ。

局所麻酔下に壊死組織を切除している様子。

深部損傷褥瘡（DTI）とは

　褥瘡は急性期褥瘡（injury）と慢性期褥瘡（ulcer）に分類されます。近年、褥瘡に対する意識が高まり、早期発見される褥瘡が増えてきました。急性期の褥瘡には、深部損傷褥瘡（deep tissue injury；DTI）が含まれています。通常の褥瘡は、表層から深部に向かって進行します。一方、DTIは急性期の圧迫やずれが原因で、深部の筋肉が皮膚より先に壊死してしまう病態です[1]。DTIは表層の皮膚損傷よりも筋肉や脂肪などの深部組織の損傷が大きい状態のことを言います。なぜ、深部の組織から損傷が始まるのでしょうか。2つの理由があります。表層と深部の応力をコンピュータシミュレーションで比較すると、深部の骨に近い部分に高い応力が負荷されることが示されることが明らかになっています。もう一つは、筋肉は最も阻血に弱く数時間で壊死に至りますが、皮膚は阻血に強く10時間以上の阻血からも回復します。軟部組織の組織耐久性の違いから、同じ阻血時間であっても深部の筋肉の方が先に損傷を受けることが分かっています。すなわちDTIでは、表層の皮膚が正常に近いか軽度の損傷であるため、深部組織の壊死を見逃しやすいことが問題になります。

DTIはどのような状況で起こるのでしょうか

　手術室や救急外来などで遭遇することが多い褥瘡です。手術室では、数時間の手術後に硬結と疼痛を伴った紅斑として発見されます。救急外来では、脳梗塞などの意識障害後に発見されることが多い褥瘡です。特徴としては、仙骨や大転子など骨突出などの褥瘡好発部位とは異なる部位で、筋肉や脂肪が多い軟部組織に、比較的起こりやすいと言われています。

DTIの診断にはどのような方法がありますか

　一番大切なことは、DTIかもしれないと疑い、創部を経時的に注意深く観察することと、触診を行うことです。触診は「皮下の発赤の下で何か起こっているのか」の重要な情報となります。DTI症例では、発赤の下に硬結やぶよぶよした組織の変化を認めることが多いと言われています。これは発赤を触って初めて得られる貴重な情報であり、視診やデジタル画像では得られないものです。

　また近年、DTIの診断に関して、MRIやCT、超音波検査などの有用性が報告されています[2]。特に超音波は装置が小型化し廉価なものも多くなり、在宅でも使えるようになっています。超音波による診断では、DTIの深部の壊死の状態が、解剖学的な筋肉、筋膜、脂肪の層の消失として抽出されます。

DTIの治療は一般的な褥瘡と異なりますか

　DTIの治療は、「表層の変化の時期」「深部壊死が認識された時期」の2つの段階に分け

て考えます。

表層の変化の時期

「表層変化（発赤）の時期」は、原則的に表層が demarcation されるまで待機します。観察が中心になります。一般に言われているような「d1」「ステージⅠ」に対する治療を行います。テガダーム™ などの透明なフィルムドレッシング材などは、創傷の状態が被覆材を通して観察できるため、ガイドラインでも推奨されています。

しかし、発赤が DTI に移行し、「D2」で水疱ができたり、真皮浅層に至る褥瘡になった場合、フィルムを除去する際に二次損傷を起こしたりする可能性があるためシリコーンドレッシング材を使用しますが、数日ごとに創傷の観察が必要になります。

発赤を認め、DTI を少しでも疑った場合にできることは、高機能型体圧分散用具を導入しておくことが重要です。高機能型体圧分散用具を使用することによって、深部の壊死の拡大を、少しでも阻止できる可能性があるからです。

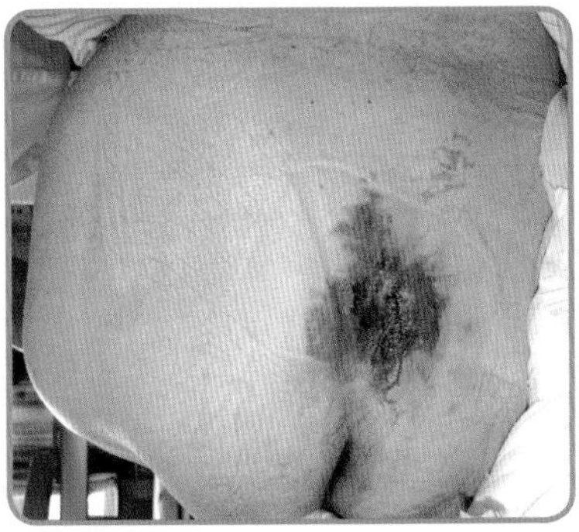

図 5-1 **消退しない発赤を認めた深部損傷褥瘡（DTI）**

深部壊死が認識された時期

Demarcation されたら慢性期の一般的褥瘡処置に準じた治療を行います。創面環境調整（wound bed preparation）に基づいて、壊死組織の除去を施行します。

DTI の治療において最も大切なことは、消退しない発赤（ステージⅠ）を認めたときに、「これは DTI かもしれない」と疑いを持つことです（図 5-1）。

さらに DTI を疑ったときには、経時的な観察と触診と問診（褥瘡発生時状況、経過を知る）を行い、深い褥瘡があるという認識のもとで、高機能型体圧分散用具を使用することが重要です。

DTI の対応で気を付けるべき点

DTI は、米国褥瘡諮問委員会（National Pressure Ulcer Advisory Panel；NPUAP）のガイドラインでは、「適切なケアにもかかわらず、すぐに全層皮膚欠損の潰瘍へ悪化する、Bruise（あざ）のような褥瘡」として通常の褥瘡は別のカテゴリーで紹介し、注意を喚起しています[1]。適切なケアにもかかわらず、進行・悪化したように見えるという点が重要であり、DTI を疑ったらまず、主治医に連絡し、主治医から患者・家族に DTI について説明してもらいましょう。この説明が遅れると患者家族に「入院後のケアが褥瘡の悪化につながった」と誤った認識を持たれてしまいます。

引用・参考文献

1) European Pressure Ulcer Advisory Panel, National Pressure Injury Advisory Panel, Pan Pacific Pressure Injury Alliance. Prevention and Treatment of Pressure Ulcers/Injuries: Clinical Practice Guideline. The International Guideline. 3rd ed. 2019.

2) 日本褥瘡学会教育委員会ガイドライン改訂委員会. 褥瘡予防・管理ガイドライン（第4版）. 日本褥瘡学会誌. 17（4）, 2015, 487-557.

（大浦紀彦、加賀谷　優、森重侑樹）

6 感染の評価と対応

さまざまな感染症状

左下腿蜂窩織炎

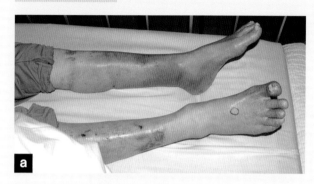

a：炎症の4徴候を認めた。さらに腫脹と同時に浮腫も認めた。

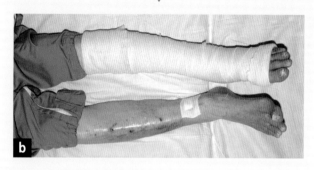

b：弾性包帯にて軽度圧迫し、患肢挙上の上、安静にし、抗菌薬治療を開始した。

右臀部感染性粉瘤

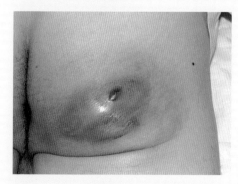

粉瘤は皮膚を主座とした感染で、炎症の4徴候を認めた。局所麻酔下に切開排膿し、生理食塩水にて洗浄し、カプセル内部にガーゼを挿入した。

右側胸部壊死性筋膜炎

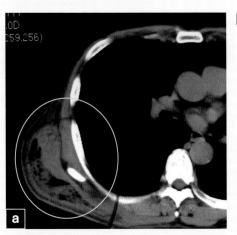

a：CT 画像にて右側胸部、皮下に膿瘍を認めた。ガス像と膿貯留によるニボーを認めた。壊死性筋膜炎（ガス壊疽）の診断となった。

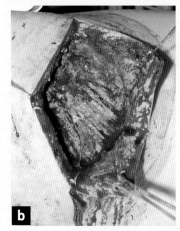

b：膿瘍を局所麻酔下に切開排膿したところ、筋膜に沿って膿が貯留していたため、壊死した筋膜と筋肉を切除し、洗浄した。

手術部位感染（surgical site infection；SSI）：上行大動脈解離に対する人工血管置換術後のグラフト感染の症例

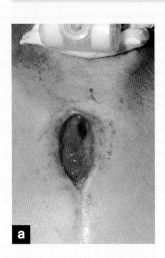

a：胸鎖関節近傍の瘻孔から排膿を認めた。瘻孔のように一度排膿する道筋ができると炎症の 4 徴候は軽快する。

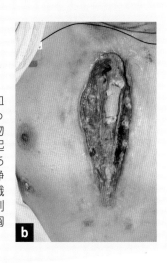

b：胸骨をデブリードマンし、人工血管を露出させ、持続洗浄を行った。人工血管に代表される人工物は血流がないため、一度感染を起こすと治癒させることが困難である。形成外科では、持続的に洗浄を行った後で血流のよい自家組織で被覆する方法を行う。この症例でも 2 週間の持続洗浄後、大胸筋弁を用いて再建し、閉創した。

感染の症状

　感染を認めるかどうかは、炎症の4徴候（腫脹、疼痛、発赤、熱感）を認めるかどうかで判断します。軟部組織感染症では、感染の主座がどこにあるかが問題になります。すなわち軟部組織のどの部分の感染なのかを明確にする必要があります。皮膚なのか、皮下組織すなわち脂肪なのか、筋膜・筋肉なのかをはっきりさせることが、診断・治療につながります。そのためには、CTなどの画像診断が必要です。

感染の診断

　膿が貯留している場合は、保存的治療ではなく、切開排膿、デブリードマンなどの外科的処置が必要となるため、膿貯留の有無についてCTや超音波検査などの画像診断を行うことが重要です。慣れてくれば、皮下膿瘍であれば、触診にて皮下にぶよぶよとした波動を触知するので、膿瘍であることを判断できるようになります。

　熱発や悪寒などの全身症状がある場合には、採血を行ってWBCやCRPなどを指標に治療経過を評価します。体温の経時的変化も重要な指標です。

感染の程度を評価する

　米国感染症学会（IDSA）の皮膚軟部組織感染症のガイドラインでは、以下のように分類しています[1]。

- **Severe**：局所感染（以下に示す）に加えて全身性炎症反応症候群（systemic inflammatory response syndrome；SIRS）の徴候*、全身の症状があるもの
- **Moderate**：創縁から2cmを超えて発赤を認めるもの
- **Mild**：創縁から2cm以下で発赤を認めるもの

＊SIRSの徴候：体温＞38℃あるいは＜36℃、心拍数＞90、呼吸数＞20回／分、WBC数＞12,000、＜4,000

　つまり、局所感染の程度は、創傷周囲の発赤の範囲で決めます。

　褥瘡に使用するDESING-R®では、スコアによって褥瘡の重症度を評価します。点数が高いと重症度が高く、治癒までの日数も長くなります。I（Inflammation/Infection）が感染と炎症の項目です。

ｉ　0：局所の炎症徴候なし

ｉ　1：局所の炎症あり

Ｉ　3：局所の明らかな感染徴候あり

Ｉ　9：全身的影響あり（発熱など）

　感染があるとE（Exudate：滲出液）も増加することを覚えておきましょう。

感染に対する処置

膿貯留を認める場合

　　膿が貯留している場合は、保存的治療では効果がなく、切開排膿、デブリードマンなどの外科的処置が必要となります。切開排膿したときには、膿を培養し、細菌を同定します。細菌を同定できれば、細菌をターゲットにした抗菌薬を選択することが可能になります。

壊死組織を認める場合

　　重症下肢虚血などの血流不全による壊死以外の褥瘡、静脈性潰瘍や糖尿病性潰瘍では、壊死組織を伴う感染を認める場合があります。壊死組織を除去することをデブリードマンと言います。慢性創傷では、壊死組織が除去されてはじめて、感染制御され創傷治癒が始まります。デブリードマンには、外科的、物理的、化学的、生物学的、自己融解的、水圧によるもの、超音波によるものなどがあります。最も早く壊死組織を除去できる方法は、外科的デブリードマンです。

　　外科的デブリードマンは、疼痛、出血を伴わない程度に可及的に切除するメンテナンスデブリードマンと、壊死組織と感染を伴った組織を完全に切除して健常組織を露出させるサージカルデブリードマンに分類されます。メンテナンスデブリードマンは、日常の創傷診療の中で局所麻酔を使用せずに行われることが多いです。サージカルデブリードマンは、局所麻酔下に、電気メスなどを使用して止血ができる環境（手術室）で行います。

　　重症下肢虚血の壊死組織は、バイパス術や血管内治療などの血行再建術を施行後に、壊死組織と健常組織の境界が明瞭化（demarcation）してからデブリードマンを行います。

壊死組織・膿貯留を認めない場合（蜂窩織炎など）

　　蜂窩織炎では膿貯留は認められず、切開しても排膿しないので、保存的治療、すなわち抗菌薬投与による内科的治療が適応になります。浮腫が強い場合には、足に虚血がないことをドップラーで確認した後で、弾性包帯を使用して軽度圧迫を行います。

だけでいい！ポイント

- 炎症の４徴候（腫脹、疼痛、発赤、熱感）を認めるかで感染の有無を判断する。
- 感染の主座を明らかにするため CT や超音波検査などの画像診断を行う。
- 膿の有無によって、切開排膿などの外科的治療か、抗菌薬投与などの内科的治療かを選択する。

引用・参考文献

1）Stevens DL, et al；Infectious Diseases Society of America. Practice guidelines for the diagnosis and management of skin and soft tissue infections：2014 update by the Infectious Diseases Society of America. Clin Infect Dis. 2014；59（2）：e10-52.

2）日本褥瘡学会．http://www.jspu.org/jpn/info/design.html

（大浦紀彦、加賀谷　優、森重侑樹）

⑦ デブリードマン

NPWT の際に使用するフォーム材を使用した創面の掻爬

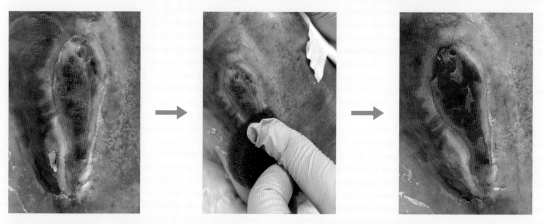

創面の細菌が創傷治癒を阻害している状態（critical colonization）では放っておくと創傷治癒が遷延したり感染へと移行するため、正常な肉芽面（少し出血が得られる創面）まで削る。

ポケットの切開

ポケットの範囲をマーキングし、肛門方向（→）を避けて切開する。2 ～ 3 枚の皮弁ができ上がるようなイメージで、切開線は創部を中心として 2 ～ 3 方向に延びるようにする。

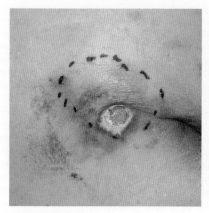 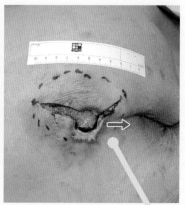

肛門に近い褥瘡であれば、便汚染のリスクが増加し、創傷管理が困難となるため、肛門方向に切開線を向けないように気を付ける。

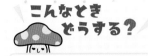
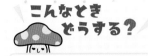

鋭匙の使用方法

鋭匙の使用に際しては、「創面がボコボコになってしまう」「肉芽の表面がデコボコで colonization が残ってしまう」などの声を聞くことがある。少しマニアックな話かもしれないが、鋭匙の持ち方と、鋭匙の創面に対する角度に気を付けることで対処可能である。

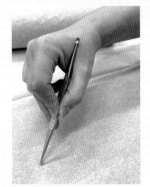

創面に圧のかかる鋭匙の持ち方

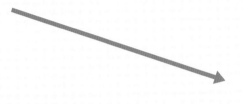

創面にかかる圧は増加し、深掘れしてしまう。

創面にかかる圧を調整することができ、創面の凹凸を感じながら、かつ均一にデブリードマンが可能である。

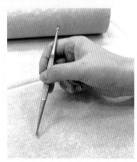

圧の調整が可能な鋭匙の持ち方

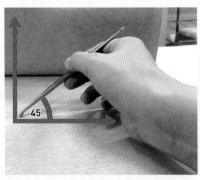

鋭匙の創面に対する角度

鋭匙は創面に対し常に 45 度くらいの角度になるよう心がけている。90 度に近づくほど深くまで削れ、0 度に近づくほど創面を削る作用は弱くなる。しかし、90 度に近づくほど細かいデブリードマンが可能。創面の肉芽が均一でない場合は、肉芽同士の隙間など、細かいデブリードマンでは 90 度に近づけ、均一な部位は 45 度くらいで創面全体を掻把するようなイメージで施行する。

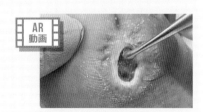

AR
動画

だけでいい！ ポイント

- デブリードマンの対象は、①壊死組織、②critical colonization、③ポケット、④腱・骨である。
- 創傷治癒を阻害する critical colonization に対しては、日々のメンテナンスデブリードマンが大切である。
- ポケット切開は肛門方向を避けて、洗浄・創の観察において必要十分に施行する。

日本褥瘡学会はデブリードマンを「死滅した組織、成長因子などの創傷治癒促進因子の刺激に応答しなくなった老化した細胞、異物、およびこれらにしばしば伴う細菌感染巣を除去して創を清浄化する治療行為」と定義しています。デブリードマンを施行するにあたって認識するべきものは、①壊死組織、②critical colonization、③ポケット、④腱や骨の露出の4つです。ここではあえて感染を含めていません。感染があれば、壊死組織が存在し、皮下膿瘍を形成していれば、ポケットが存在するためです。①〜④それぞれにどのように対処するべきかを解説します。

壊死組織

　壊死組織は、①軟らかい壊死組織（図7-1）、②硬い壊死組織（図7-2）の2つに分けて考えます。

軟らかい壊死組織

　感染するリスクは硬い壊死組織より高く、積極的な外科的デブリードマンの適応となります。攝子で壊死組織を把持し、メスや剪刀を用いて壊死組織を切除します。コツとしては、切除する際に壊死組織を攝子で引っ張りすぎないことです。壊死組織が細かく千切れてしまい、時間がかかってしまう原因となります。壊死組織を攝子で優しく引っ張りつつ切除していくことで、有効かつ時短なデブリードマンが可能となります。軟らかい壊死組織が存在するけれど、肉芽の増生がある程度得られた創面では、壊死組織を切除した際に簡単に出血するようになります。病棟での日々の処置を考えれば、電気メスやバイポーラなどでの止血はできず、難渋することが多いです。そのような状態になれば、クレンズチョイスフォーム™を使用したV.A.C.Ulta®治療システムなどの局所陰圧閉鎖療法（negative pressure wound therapy；NPWT）の装置を装着することで、出血を抑えた愛護的なデブリードマンを行うことが可能です。詳細は本章⑧に譲りますが、クレンズチョイスフォーム™は多孔性のフォームで、交換の際に壊死組織が自然と除去できます。

硬い壊死組織

　感染するリスクは軟らかい壊死組織よりも低く、ヨード系の軟膏を使用して保存的に診

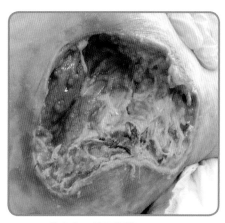

図 7-1　軟らかい壊死組織

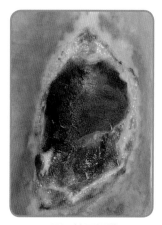

図 7-2　硬い壊死組織

ることも可能です。保存的に診た際には、硬い壊死組織の下で徐々に上皮化が進んでいくので、壊死組織周囲の浮いたところを攝子で把持し、上皮化が完了している部位の上の壊死組織を剪刀で適宜切除しながら自然な創傷治癒を待ちます。

しかし、硬い壊死組織の下で感染してしまうこともあり、注意は必要です。感染した際には外科的なデブリードマンが必要となり、メスや剪刀で壊死組織を切除し、ヨード系の軟膏や銀含有被覆材で感染の沈静化を待ちます。

Critical colonization

感染は引き起こしていないけれど、創面に細菌が存在し、創傷治癒を阻害している状態です（図 7-3）。肉芽表面が白っぽく見えるのは colonization が原因です。放っておくと創傷治癒が遷延し、また、感染へ移行してしまうこともあるため注意が必要です。ほとんどの場合は鋭匙を使用して、正常な肉芽面が得られるところまで削ります（図 7-4）。正常な肉芽面とは、少し出血が得られる創面のことを指します。鋭匙が存在しない環境であれば、滅菌ガーゼや NPWT の際に余ったフォーム材で擦ることで、同程度までデブリードマンを行うことが可能です（124 ページの「NPWT の際に使用するフォーム材を使用した創面の搔把」を参照）。

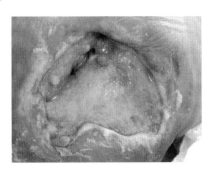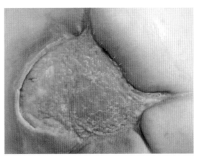

図 7-3　**Critical colonization**
肉芽表面に白色のバイオフィルムが存在する。バイオフィルムは細菌が産生する粘液状の多糖体で、バイオフィルムに包まれるようにして細菌は創面に接着している。

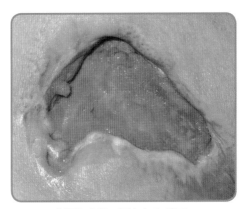

図 7-4　**良好な肉芽に覆われた創面**

ポケット

　ポケットが存在すると、創傷の管理が難しくなります。特に創が小さく、ポケットが広い場合には十分な洗浄が不可能となり、感染のリスクが上昇してしまいます。入院患者ではポケット内にフォームを詰めて NPWT を施行し、肉芽増生を図るといった方針も検討可能ですが、創面が NPWT 可能な状態なのかを見極められていることが大前提となります。外来患者では創部の洗浄が困難であるため、また、入院患者でもポケット内の観察が困難な症例では、ポケット切開の適応となります。切開によって、創面の観察と適切な洗浄・処置が初めて可能となります。

ポケット切開

　まずは長攝子を使用して、ポケットの範囲をマーキングします（124 ページの「ポケットの切開」を参照）。切開線をマーキングしますが、肛門に近い褥瘡であれば、肛門方向に切開線を向けないように気を付けます。肛門方向へ延びる切開となると、便汚染のリスクが増加し、創傷管理が困難となってしまいます。ほとんどの場合、切開線は創部を中心として 3 方向に延びるようにします。3 枚の皮弁ができ上がるようなイメージで、それによってポケットを開くことが簡単に可能となります。特殊な切開線として、今後、皮弁手術を予定している患者では、作成する皮弁を意識した切開線をデザインしますが、煩雑なためここでは割愛します。

　マーキングした切開線上に 1％キシロカイン®（エピネフリン含有）を局注し、皮膚切開を施行します。臀部は血流が豊富なため、真皮まで切開した後は電気メスで施行します。その他の部位では、バイポーラのみの使用で済むことが多いです。ポケットが大殿筋などの筋体下に存在することもありますが、今後、皮弁手術を予定していなければ筋体も含めて切開します。筋体は特に血流が豊富なため、十分に止血をしながら切開を進めます。ポケットが十分に開放されたら、再度止血を確認し洗浄した後、アルギン酸塩などの止血剤を貼布してガーゼで圧迫固定します。翌日に止血が得られていれば、創面の状態に応じた治療を開始します（図 7-5）。

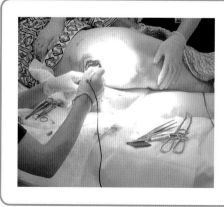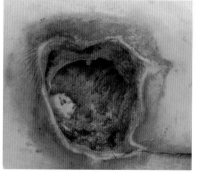

図 7-5　筋体下のポケットの切開
特に筋体下に存在するポケットは、電気メスなどでしっかり止血しながら筋体を含めて切開する。

腱や骨の露出

　褥瘡が深く、腱・仙骨・転子部・内顆・外顆などが露出していることがあります。骨膜や腱鞘が残存していれば、その表面から肉芽増生を期待することができます（直接触れて、ヌルヌルした感触で存在を確認します）。骨膜や腱鞘が残存していない場合には、皮質骨表面や腱そのものからの肉芽増生は期待できないので、頭を悩ませることになります。

　骨は表面の皮質骨と、内部の髄質で構成されていますが、髄質からは肉芽増生を図ることが可能です。患者の状態として可能であれば、MRIを施行し、骨髄炎の有無を評価します。骨髄炎があればその範囲の皮質骨を、骨髄炎がなければ露出した部位の皮質骨を、リウエル（図 7-6）を使用して削骨します。骨髄が露出されたことを確認し、止血剤を貼布してガーゼで圧迫固定します。骨髄からの出血では、バイポーラなどでの凝固ではなかなか止血が得られませんが、術後圧迫により翌日には止血が得られていることが多いです。骨蝋などは異物なので使用しないようにします。

　腱が露出している場合は、創傷治癒を考えれば切除した方がよいのは当然ですが、その患者のADLを考慮する必要があります。例えば、もともと歩行可能であった患者が踵骨骨折を受傷し、術後にギプスで踵部に褥瘡を形成してアキレス腱付着部が露出している場合、アキレス腱を切除してしまえば足関節の底屈が不可能となり、せっかく骨折が治癒しても歩行は困難となってしまいます。つまりADLが高い方では、運動機能を考えたデブリードマンが必要となります。腱は壊死するとその表面が黄色〜黒色を呈するようになります。壊死した腱表面のみ切除し、周囲からの肉芽増生により徐々に露出した腱が埋まるのを待つのは一つの選択肢となります。肉芽増生が遅く、デブリードマンを適宜施行していたらほとんど腱がなくなってしまったという場合には、再建術を検討する必要があります。あらかじめその可能性があることは、患者へ伝えておくことが肝要です。

　腱に沿って感染が波及してしまった場合には話が違い、感染・壊死した腱の切除が必要となります。感染の沈静化を待って、肉芽増生がある程度得られたら再建術を計画します。また、感染している場合には、動かすとさらに中枢へ感染が波及してしまうため、その腱の作用する方向に動かないよう、シーネで固定することが必要となります。

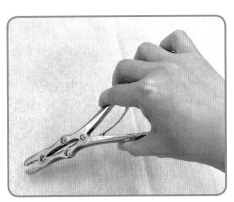

図 7-6　骨を削るため使用するリウエル

（森重侑樹）

局所陰圧閉鎖療法

局所陰圧閉鎖療法の実際

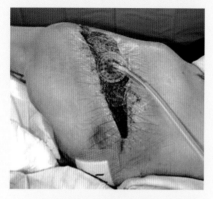
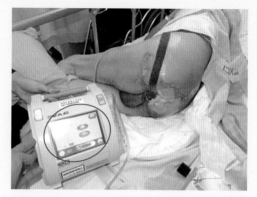

リークがなければ創部に挿入されているフォーム材はしっかりと圧縮された状態を維持している。このような状態を維持できているか定期的に確認する。

リークがない状態となっているか、陰圧維持管理装置の画面も同時に確認する。リークがあり、陰圧が十分にかかっていない状態になるとリームアラームが鳴り、装置の画面がリークが生じていることを教える警告画面になる。その場合は創部を確認し、リーク部位を見つけて医師に報告する。

装置の交換方法

①創傷の大きさを確認する。

②フォーム材を創傷の大きさに合わせて装着する。

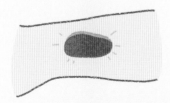
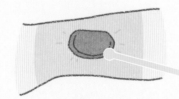

創傷のサイズより一回り小さくするとよい。

③ドレープを装着し、小さな穴をあける。

④連結チューブを装着する。

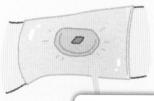
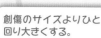
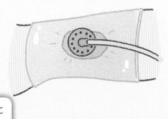

創傷のサイズよりひと回り大きくする。

局所陰圧閉鎖療法の装置

●**入院患者に使用**

V.A.C.® 治療システム（KCI）

INFOV.A.C.® 型

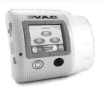

ACTIV.A.C.® 型

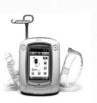

V.A.C.ULTA® 型

●**外来通院患者や在宅患者にも使用可能**

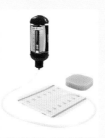

SNAP® 陰圧閉鎖療法システム（KCI）

RENASYS® 創傷治療システム（スミス・アンド・ネフュー）

TOUCH 型

GO 型

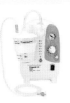

EZ MAX 型

PICO® 創傷治療システム（スミス・アンド・ネフュー）

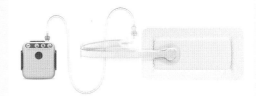

医療関連機器圧迫創傷

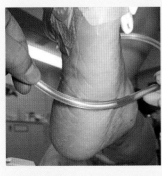
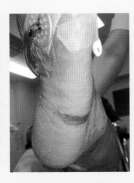
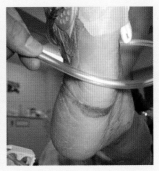

装置の連結チューブによる医療関連機器圧迫創傷（MDRPU）。創部の形状がチューブの形状と一致している。

これだけ ⑱
押さえて
おこう！

- 局所陰圧閉鎖療法は装置を装着した部位に適切な陰圧吸引が加わることで治療効果が発揮される。
- リーク（漏れ）がなく創部が陰圧吸引されているかの確認が適宜必要である。

局所陰圧閉鎖療法とは

局所陰圧閉鎖療法（negative pressure wound therapy；NPWT）は創傷を密閉して陰圧吸引をかけることによって治癒を促進させる治療法です。適応は「既存の治療では奏功しない、あるいは奏功しないと考えられる難治性創傷」で、具体的には褥瘡や糖尿病性足潰瘍などのデブリードマン後の皮膚欠損創、外科手術後の離開創や開放創、外傷性裂開創（一時閉鎖が不可能な創傷）、四肢切断端開放創となります。主に肉芽組織の形成促進と創部の縮小効果を期待して行う治療方法です。そして悪性腫瘍がある創傷、重要臓器・大血管が露出している創傷、臓器と交通している瘻孔、壊死組織を除去していない創傷への使用は禁忌とされています。また感染を有する場合は感染が制御された状態になってから、虚血性疾患に起因する創傷に対しては創傷治癒に必要な十分な血流が確保できている状態であることを確認してから使用します。

NPWT が創傷治癒を促進させる仕組みとして以下の内容が考えられています（図 8-1）。

①創収縮の促進

②過剰な滲出液の除去と浮腫の軽減

③細胞・組織に対する物理的刺激

④創傷血流の増加

⑤感染性老廃物の軽減

NPWT の装着手順を 130 ページの「装置の交換方法」に示します。

管理中の注意事項

①創部が適切な圧で陰圧吸引されているか、定期的な確認

創部にずれや摩擦が加わりやすい位置の場合は、体位変換の影響でドレープの一部が剥がれリークを起こしやすくなります。定期的に装置の画面を確認しましょう。

②連結チューブによる MDRPU の予防

NPWT 装置の連結チューブには比較的硬さがあります。連結チューブが体幹や四肢の

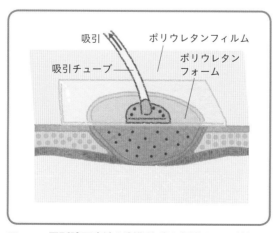

図 8-1 局所陰圧療法が創傷治癒を促進させる仕組み

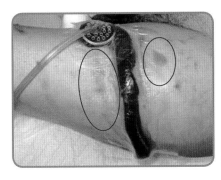

図 8-2　ドレープの交換による皮膚障害
紅斑や水疱が形成されている。

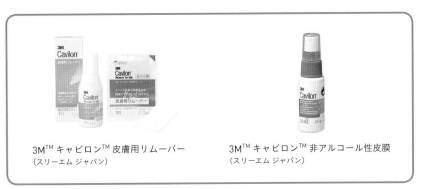

3M™ キャビロン™ 皮膚用リムーバー
（スリーエム ジャパン）

3M™ キャビロン™ 非アルコール性皮膜
（スリーエム ジャパン）

図 8-3　粘着剥離剤と皮膚被膜剤

下に来ないように工夫をして、医療関連機器圧迫創傷（medical device related pressure ulcer；MDRPU）を予防します（131 ページの「医療関連機器圧迫創傷」を参照）。

③フィルム材貼付による皮膚障害の予防

　NPWT の装置は定期的に交換するため、創部周囲の皮膚には定期的に剥離刺激が加わります。また、NPWT のドレープは粘着力が比較的強くなっています。そのため紅斑や水疱といった皮膚障害が生じやすくなります（図 8-2）。外す際には粘着剥離材を積極的に使用し、装着する際には皮膚被膜剤を使用することで皮膚障害を予防することができます（図 8-3）。

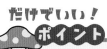

・NPWT 管理中はリークがないかをしっかり確認しましょう。
・NPWT による新たな外傷（皮膚障害や MDRPU）を発生させないように。

引用・参考文献

1）市岡滋．"局所陰圧閉鎖療法"．まるわかり創傷治療のキホン．宮地良樹編．東京，南山堂，2014，217-22.
2）土屋沙緒ほか．"局所陰圧閉鎖療法（NPWT）"．下肢救済のための創傷治療とケア．大浦紀彦編．東京，照林社，2011，205-8.

（松岡美木）

⑨ 疼痛ケア

　褥瘡などの慢性創傷の疼痛は、組織が障害されると炎症反応が惹起され、皮膚の真皮に
ある自由末梢神経に存在する痛覚受容体が感作されて創部、創周囲の痛みを感じることで
生じます。また触れる、押さえるといった微小刺激が全て疼痛として感じるアロディニア
があります。疼痛は夜間の不眠、食欲の低下、意欲の低下などをもたらし創傷治癒を遅延
させます。そのため、痛みのコントロールが必要となります。

褥瘡患者の疼痛アセスメント（表9-1）

　褥瘡患者の87.5%がドレッシング交換時の痛みを感じ、84.4%が安静時に痛みを感じて
います。また42%が絶えず痛みを感じていると報告されています[1]。そのため、褥瘡患
者の疼痛アセスメントを行い適切なケアを行うことが必要です。

痛みの評価

　「痛いか」「痛くないか」の表現はだけでは曖昧なため、疼痛評価スケールを使用して評
価します。評価の基準は個々によって違うため、数字にこだわらず、痛みによって日常生
活にどのように支障を来しているのかも含めて評価します（図9-1）。

疼痛ケア（表9-2）

　疼痛管理では鎮痛薬の使用も必要ですが、いつ、どのようなとき痛いのかをアセスメン
トし、ケアを検討していく必要があります。

表9-1　**褥瘡患者の疼痛アセスメント**

どのようなとき？	痛みの体位はあるのか。体位変換時。摩擦・ずれなど 安静の予期にも痛みがあるのか 処置時痛み：ドレッシング材交換、創洗浄時、デブリードマン
どこが	創部、創部周囲、その他
どのように	持続的、間欠的、突発的、痛みの程度
創部に関連	虚血はないか、感染はないか、創部周囲の皮膚障害はないか、急性期の褥瘡か
疾患に関連	リウマチ、骨折、がん、術後創など
心理的社会的要因	恐怖、怒り、不安、悲しみ、いら立ち、疲労、ストレス

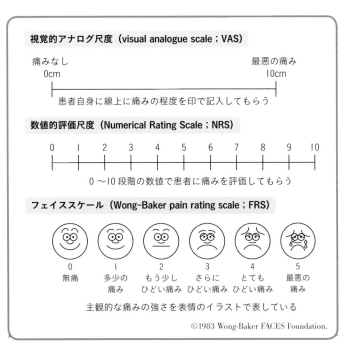

図 9-1　**主観的疼痛スケール**

表 9-2　**疼痛管理**

安静時の痛み	・疾患関連：病状のコントロール、痛み止めの検討 ・創部関連：感染のコントロール、虚血のありの場合は血行再建検討
体位変換時の痛み	・摩擦・ずれが最小にできるようにする（マルチグローブの使用）。 ・体位変換時は 2 名で声掛けを行いながらゆっくり行う。 ・枕を使用してポジショニングを行う。
処置時の痛み	・ドレッシング材の選択：ポリウレタンフォーム／ソフトシリコンなどの検討 ・薬剤の検討：薬剤により痛みがある場合がある。痛みがある場合は他の薬剤への変更を検討 ・洗浄時の痛み：石鹸でしみる場合は洗浄剤を肌に優しいものに変更 　　　　　　　　水道水での洗浄で痛みがあるときは生理食塩水に変更 ・ドレッシング材やテープ剥離時の痛み：剥離剤の使用

だけでいい！ポイント

・褥瘡の疼痛は処置時だけでなく安静時にも発生する。
・疼痛をアセスメントし、鎮痛薬、ケアの検討を行う。
・疼痛の評価をスケールなど使用し、客観的に評価する。

引用・参考文献

1）Szor JK, Bourguignon C. Description of pressure ulcer pain at rest and dressing change. J Wound Ostomy Continence Nurs. 26（3），1999, 115-20.

2）祖父江正代．"「創の疼痛が強い場合」の褥瘡ケア、どのように行う？". 褥瘡治療・ケアの「こんなときどうする？」. 舘正弘監修．東京，照林社，2015，192-9.

3）松崎恭一．"臨床薬理学：慢性創傷に関連した疼痛管理". ナースのためのアドバンスド創傷ケア．真田弘美ほか編．東京，照林社，2012，99-105.

（丹波光子）

第 3 章

創傷ケア

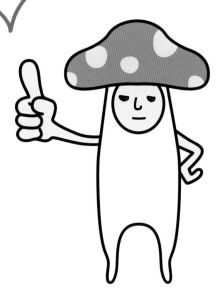

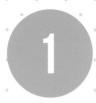 **スキン-テアの予防と対応**

スキン-テア（皮膚裂傷）

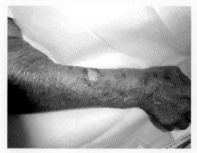

前腕のスキン-テア

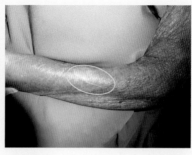

テア瘢痕

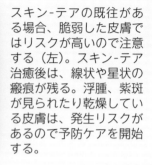

スキン-テアの既往がある場合、脆弱した皮膚ではリスクが高いので注意する（左）。スキン-テア治癒後は、線状や星状の瘢痕が残る。浮腫、紫斑が見られたり乾燥している皮膚は、発生リスクがあるので予防ケアを開始する。

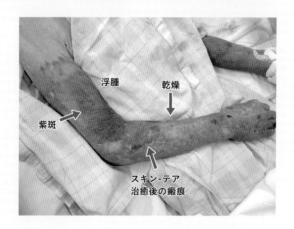

浮腫

乾燥

紫斑

スキン-テア
治癒後の瘢痕

STAR 分類

スキン-テアが発生した場合は、STAR 分類で評価する。

カテゴリー 1a	カテゴリー 1b	カテゴリー 2a	カテゴリー 2b	カテゴリー 3
創縁を（過度に伸展させることなく）正常な解剖学的位置に戻すことができる。		創縁を正常な解剖学的位置に戻すことができない。		皮弁が完全に欠損している。
皮膚または皮弁の色が蒼白でない、薄黒くない、または黒ずんでいない。	皮膚または皮弁の色が蒼白、薄黒い、または黒ずんでいる。	皮膚または皮弁の色が蒼白でない、薄黒くない、または黒ずんでいない。	皮膚または皮弁の色が蒼白、薄黒い、または黒ずんでいる。	

［Skin Tear Audit Research（STAR）. Silver Chain Nursing Association and School of Nursing and midwifery, Curtin University of Technology. Revised 4/2/2010. ©2013 日本創傷・オストミー・失禁管理学会より改変］

● スキン-テアのリスクがある場合、予防ケアを行う。
● スキン-テアを発見したら、なぜできたのかアセスメントし、対応する。

スキン-テアの処置方法

STEP 1 止血する。

STEP 2 洗浄する。血腫がある場合は洗浄、除去する。

STEP 3 皮弁を鑷子などで元の位置に戻す。

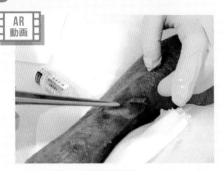

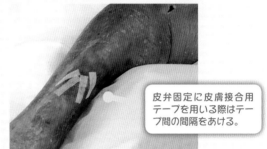

皮弁固定に皮膚接合用テープを用いる際はテープ間の間隔をあける。

STEP 4 非固着性の被覆材で覆う。
　　　　※非固着性の被覆材がない場合は、外用薬を多めに塗布し非固着性ガーゼで保護する。

STEP 5 被覆材に皮弁方向へ矢印を記載する。

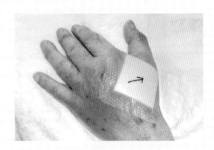

医療用テープの貼り方

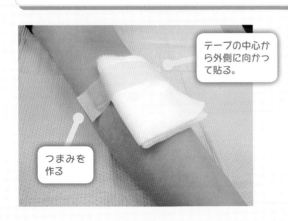

テープの中心から外側に向かって貼る。

つまみを作る

● テープ使用前に皮膚被膜剤を使用する。
● テープは中心から外側に向かって貼る。緊張を加えないようにガーゼに沿うように貼る。
● 剥離時は粘着剥離剤を使用し、損傷を避けるためにあらかじめつまみを作っておく。

スキン-テアとは

　スキン-テア（skin tear：皮膚裂傷）は、医療環境や療養環境の中で摩擦やずれによって生じた皮膚の外傷性損傷で、表皮と真皮が離れた部分層損傷のことです。高齢者の皮膚に生じやすい創傷ですが、成人や小児など年齢に関係なく発生します。

　スキン-テアが高齢者に多く発生するのは、加齢に伴い表皮と真皮間の相互作用が低下するからです。表皮と真皮が菲薄化し、表皮突起と真皮乳頭の突出が平坦化します。さらに真皮の膠原線維などが減少するため、皮膚の弾力性が低下します。そのため、皮膚が脆弱になり発生しやすくなります（図 1-1）。

　スキン-テアから、褥瘡、医療関連機器圧迫創傷（medical device related pressure ulcer；MDRPU）、失禁関連皮膚炎（incontinence associated dermatitis；IAD）は除外されますが、判定が難しい場合もあるので留意する必要があります。

リスクアセスメント

　スキン-テアを生じやすいリスクには、固体要因と外的要因があります（表 1-1）。固体要因は、全身状態と皮膚状態に分けられます。特に、白っぽくクシュクシュして菲薄化し、かさついた状態の「ティッシュペーパー様」の皮膚は高齢者に多く見られ、スキン-テアが発生しやすい特徴的な皮膚です。外力発生要因は、患者行動と管理状況に分けられます。特徴的なのは管理状況で、体位変換やケアなどにより起こります。リスク要因のうち 1 つでも該当すれば、それに対する予防ケアを実施していきます。

　特にスキン-テアの既往がある場合は、再発するリスクが高いため注意します。患者や家族に既往を確認するとともに、スキン-テアの治癒後にできる、白い線状、または星状の瘢痕があるか否か、皮膚を観察して確認します。

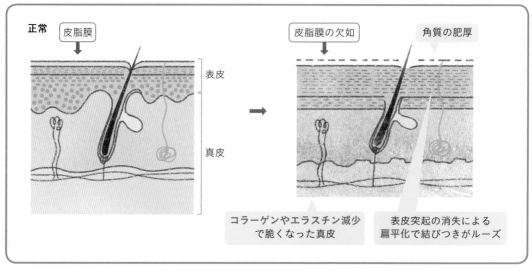

図 1-1　皮膚の老化

表 1-1 スキン - テアのリスク要因

個体要因	
全身状態	**皮膚状態**
● 加齢（75 歳以上） ● 治療（長期ステロイド薬使用、抗凝固薬使用） ● 低活動性 ● 過度な日光曝露歴（屋外作業・レジャー歴） ● 抗がん剤・分子標的薬治療歴 ● 放射線治療歴 ● 透析治療歴 ● 低栄養状態（脱水含む） ● 認知機能低下	● 乾燥・鱗屑 ● 紫斑 ● 浮腫 ● 水疱 ● ティッシュペーパー様 　（皮膚が白くカサカサして薄い状態）
外力発生要因	
患者行動	**管理状況**
● 痙攣・不随意運動 ● 不穏行動 ● 物にぶつかる（ベッド柵、車椅子など）	● 体位変換・移動（車椅子、ストレッチャーなど） ● 入浴・清拭などの清潔ケアの介助 ● 更衣の介助 ● 医療用テープの貼付 ● 器具（抑制具、医療用リストバンドなど）の使用 ● リハビリテーションの実施

［日本創傷・オストミー・失禁管理学会．ベストプラクティス　スキン-テア（皮膚裂傷）の予防と管理．照林社，2015 年，p.19 より改変］

予防ケア

スキン - テアの予防ケアには、予防的なスキンケア、外力からの保護、栄養状態の整え、患者・家族教育が欠かせません。

予防的なスキンケア

スキンケアの原則はたった一つで、摩擦を起こさないということです。

1）洗浄

洗浄は優しく行い、洗浄剤成分が残らないよう十分に洗い流し、押さえ拭きで水分を取ります。

洗浄剤は短時間で効率よく洗浄し、なおかつ皮脂成分を取りすぎず、保湿効果があるものを選択します。入浴やシャワー浴の際は、高温・長時間を避けて行います。

2）保湿

保湿剤はクリームや軟膏などの固いものを使用すると摩擦を生じやすいため、伸びがよいローションタイプのものを選択し、1 日 2 回〜数回塗ります。塗るときもゴシゴシ刷り込むのではなく、毛の流れに沿って優しくパッティングするように保湿剤を置いてきます。乾燥が著しい場合は濡らしたグローブを用いて、保湿剤を塗っていきます。保湿剤は入浴や清拭後の 10 分以内に塗ります。

外力からの保護

外力を緩衝するように患者を保護するとともに周囲の環境を整え、安全なケア技術を提供します。

1）環境整備

　ベッド柵への外力を緩衝するようにベッド柵カバーを付けたり、布団などを巻き付けたりします。家具にはカバーを装着し、ぶつかっても外傷を生じないよう保護します。

2）患者保護

　スキン-テアの発生が多い上肢は、アームカバーや筒状包帯で保護します。下肢はズボン式の寝衣を着用し、レッグカバーや筒状包帯、厚い靴下などで保護します。車椅子移乗などで前脛骨部に繰り返しスキン-テアを発生する場合には、被覆材などを貼付して保護します。

3）安全なケア技術の提供

　体位変換や移動介助の際は、身体を引きずらないように2人以上で行います。体位変換補助具（スライディングシートやスライディンググローブなど）を使用し、摩擦を生じさせないようにし、寝衣やオムツを引っ張らずに身体を支えます。また、四肢を持つ際はつかまず、下から支えるように持ちます。

4）医療用品の使用

　行動制限用具を使用する際は使用箇所を筒状包帯や綿包帯などで保護し、皮膚の観察をこまめに行います。医療用テープを使用する際は、剥離刺激の低いシリコーン系のテープを選択したり、あらかじめ皮膚被膜剤を使用します。テープ交換が多い場合には、板状皮膚保護剤や被覆材を貼った上から固定します。そして、貼る際はテープを片側から片側にグッと引っ張るのではなく、中心から外側に向けてテープを貼ります。テープを剥がす際には、剥離剤を使用したり、あらかじめテープの端を折り曲げておきます。

栄養状態の整え

　脆弱な皮膚のバリア機能を維持するためには、栄養状態を整えることは大切です。栄養評価を行い、管理栄養士や栄養サポートチーム（NST）に相談し介入してもらいます。

患者・家族教育

　スキン-テアは強い痛みを伴う創傷であり、見た目から医療者や介護者からの不適切な行為により生じたような捉え方をされる恐れがあります。発生リスクをきちんと説明し、スキン-テア発生時は発生状況を必ず説明します。

スキン-テアの分類

　予防をしていても、スキン-テアが発生した場合は、組織欠損の程度や皮膚の色を観察し、STAR分類システムを用いて評価します。この分類システムでは、創縁の状態（創縁を正常な解剖学的位置に戻すことができるか）と、皮弁の色がポイントになります。皮弁を戻すことができる場合は「カテゴリー1」、戻すことができない場合は「カテゴリー2」です。そして、皮膚または皮弁の色が蒼白、薄黒い、または黒ずんでいない場合は「a」、そうである場合は「b」となります。カテゴリー3は「皮弁が完全に欠損」していれば、色はどちらでも構わないものとなります。

表 1-2　**スキン - テア発生時に使用する創傷被覆材と外用薬**

創傷被覆材	● シリコーンメッシュドレッシング ● 多孔性シリコーンゲルシート ● ポリウレタンフォーム／ソフトシリコーン	
外用薬	● 白色ワセリン ● ジメチルイソプロピルアズレン	＋非固着性ガーゼ

スキン–テアの創傷管理

①**最初に止血します。**

　止血ができない場合や、脂肪や筋層までの損傷の場合は速やかに医師へ報告します。

②**温めた生理食塩水で洗浄します。**

　血腫がある場合は、血腫を洗浄し除去します。

③**可能であれば皮弁をゆっくりと元の位置に戻します。**

　鑷子や湿らせた綿棒などを用いて、創縁と創縁をくっつけるように行います。

　必要に応じ、皮膚接合用テープを用いて皮弁を固定します（皮膚接合用テープを使用する際は、紫斑部位への貼付は避け、テープの間隔をあけて貼ります）。

④**非固着性の創傷被覆材を貼付します。**

　または上皮化を促進する白色ワセリンや創面保護効果が高い油脂性基剤軟膏のジメチルイソプロピルアズレンなどの外用薬を塗布し保護します（表 1-2）。

⑤**被覆材交換時に皮弁固定を妨げないように、皮弁の方向を被覆材に矢印で示しておきます。被覆材の交換は 3 ～ 7 日後に行います。**

⑥**剥がす際は、剥離剤を使用し被覆材に記載してある矢印の方向にゆっくりと剥離します。**

だけでいい！ポイント

- 1日1回は、スキン - テアの有無を確認する。特に前腕に発生しやすいので、四肢を中心に観察する。
- テープ剥離時に多く発生しやすいため、テープの貼付・除去時は特に留意する。
- スキン–テアを発見したら、なぜできたのかアセスメントし、対応する。

引用・参考文献

1）日本創傷・オストミー・失禁管理学会編．ベストプラクティス　スキン - テア（皮膚裂傷）の予防と管理．東京，照林社，2015，68p．
2）日本創傷・オストミー・失禁管理学会編．スキンケアガイドブック．東京，照林社，2017，311p．

（庭山由香）

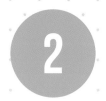

2 失禁関連皮膚炎の予防と対応

ブリストルスケール

コロコロ便 （Type1）	硬い便 （Type2）	やや硬い便 （Type3）	普通便 （Type4）	やや軟らかい 便 （Type5）	泥状便 （Type6）	水様便 （Type7）
小さくコロコロの便（鹿のフンのような便）	コロコロの便がつながった状態	水分が少なく、ひびの入った便	適度な軟らかさの便（バナナ状）	水分が多く、非常に軟らかい便	境界線がふにゃふにゃで、泥のような便	水のような便

失禁関連皮膚炎のケア方法

STEP 1 洗浄する。

STEP 2 ストーマ用皮膚保護パウダーを散布する。

STEP 3 亜鉛華軟膏をたっぷりと塗る。

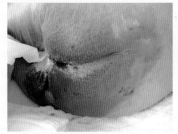
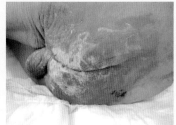
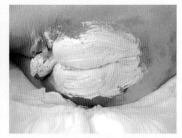

真菌感染の場合

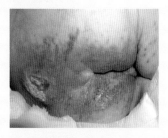

皮膚科にコンサルテーションし、処置方法の指示をもらう（抗真菌〈抗カビ〉成分「ミコナゾール硝酸塩」配合のコラージュフルフル石鹼を使用）。

ポリエステル繊維綿の使用方法

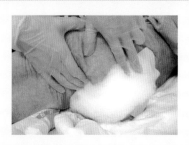

ポリエステル繊維綿で水様便の水分をオムツへ移行させやすくする。その結果、仙骨部への便の付着を防ぐことができる。

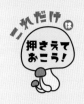

- 失禁が始まったらスキンケアを開始し、皮膚の状態に合わせて適切な物品、ケア方法を選択する。
- 迷ったら皮膚・排泄ケア認定看護師に相談しよう。

スキンケア

洗浄 ウエットタイプのおしり拭きで便を強く擦らずに拭き取る。
または弱酸性の皮膚洗浄剤で優しく洗い流す。

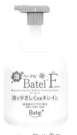

ベーテル®F
（ベーテル・プラス）

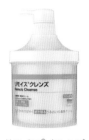

リモイス® クレンズ
（アルケア）

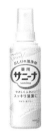

サニーナ
（花王）

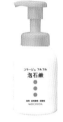

コラージュフルフル泡石鹸
（持田ヘルスケア）

撥水 皮膚への排泄物の付着を防ぐ。排泄物が付着するところに塗布または散布する。

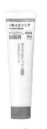

リモイス® バリア
（アルケア）

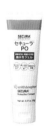

セキュラ®PO
（スミス・アンド・ネフュー）

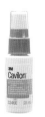

3M™ キャビロン™
非アルコール性皮膜
（スリーエム ジャパン）

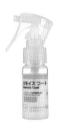

リモイス® コート
（アルケア）

排泄物の回収

尿：失禁量に合わせたオムツを選択。コンドーム型集尿器も使用できる。

便：軟便専用パッドの使用により便の付着を少なくすることができる。ポリエステル繊維綿は水様の排泄物を速やかにオムツに移行することで排泄物の接触面積を減らせる。

コンビーン セキュアー E
（コロプラスト）

ニュースキンクリーン
コットン
（ベーテル・プラス）

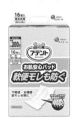

アテント お肌安心パッド
軟便モレも防ぐ（店頭用）
（大王製紙）

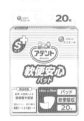

アテント S ケア
軟便安心パッド（業務用）
（大王製紙）

3

創傷ケア
❷ 失禁関連皮膚炎の予防と対応

失禁関連皮膚炎とは

失禁関連皮膚炎（incontinence associated dermatitis；IAD）について日本創傷・オストミー・失禁管理学会は、「排泄物（尿または便あるいは両者）の付着に関連して生じる障害」と定義しています。好発部位はオムツ使用により排泄物が付着しやすい肛門周囲や陰嚢、外陰部、臀部ですが、尾骨部や仙骨部、鼠径部に及ぶこともあります。IAD は排泄物による化学的な刺激、排泄物を処理するときの物理的な刺激、オムツ内の湿潤環境による皮膚の浸軟により発生、悪化します。びらんや潰瘍が広範囲に及ぶことにより強い疼痛を伴います（図 2-1）。

失禁関連皮膚炎の予防

失禁のアセスメント

便失禁は性状により IAD の発生リスクが異なります。ブリストルスケールを参考に現在どのような性状かを把握し、泥状便や水様便の場合は改善できるよう医師や NST と相談しましょう（144 ページの「ブリストルスケール」を参照）。尿失禁が続く場合にも真菌感染のリスクが高まります。

スキンケア

オムツを着用したらスキンケアを開始します。排泄物を除去するときは擦らずに拭き取り、弱酸性洗浄剤を用いて優しく洗浄します。オムツ内は高温多湿であり真菌感染のリスクが高い環境にあります。真菌に効くミコナゾール硝酸塩配合の洗浄剤を使用することで真菌感染の予防効果があります。洗浄後は押さえ拭きをします。排泄物の化学的刺激を防ぐために撥水効果のあるクリームやスプレーなどを使用します。排泄物が付着する可能性がある部位に広範囲に塗布してください。

排泄物の回収

尿については、失禁量に合ったオムツを選択します（145 ページの「スキンケア：排泄物の回収」を参照）。またコンドーム型集尿器を使用する方法もあります。留置カテーテルの留置は尿路感染や長期化することでの膀胱機能の低下を考慮し判断してください。便

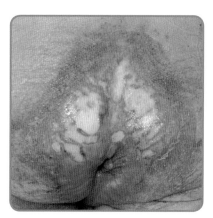

図 2-1　失禁関連皮膚炎

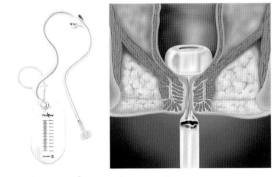
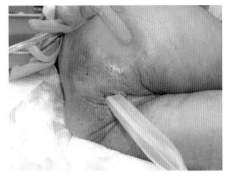

フレキシ シール®SIGNAL（コンバテック）

図 2-2　便失禁管理システム

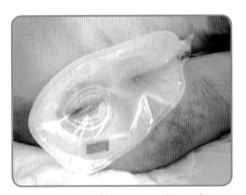

図 2-3　ストーマ装具を用いた便の回収

　失禁については、泥状便・水様便には便失禁用のオムツやポリエステル繊維綿を使用することにより便の付着面積を減らすことができます。

　また水様便が持続するときは便失禁管理システムを使用することで便の付着を防ぐことができます（図 2-2）。その際には適応および禁忌を医師とともに判断してください。便失禁管理システムが使用できない場合はストーマ装具を用いて便を回収することができます（図 2-3）。ストーマ装具を貼用する部位にびらんがないことを確認してください。また、細菌感染を起こしている場合は、ストーマ装具で皮膚を閉鎖することにより皮膚の状態が悪化する場合があるため注意が必要です。肛門に装具を装着するため、患者によっては違和感があります。また、長時間の座位や頭側挙上を保持する場合はずれや圧迫で装具が剝がれやすくなります。女性の場合は肛門と会陰部が近いため装着に技術を要しますので適応を検討の上で使用してください。

失禁関連皮膚炎を起こしてしまったら

　　排泄物の皮膚への緩衝作用を目的としてストーマ用粉状皮膚保護剤を使用します（144ページの「失禁関連皮膚炎のケア方法」を参照）。亜鉛華軟膏に混合して使用することも

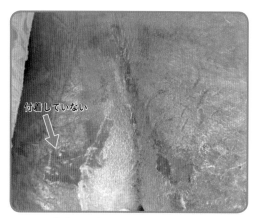

付着していない

図 2-4　滲出液が多い場合

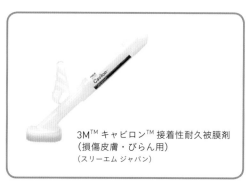

3M™ キャビロン™ 接着性耐久被膜剤
（損傷皮膚・びらん用）
（スリーエム ジャパン）

図 2-5　滲出液がある場合も使用できる被膜剤

ありますが、びらん面からの滲出液が多いときには亜鉛華軟膏が皮膚に付着しないため（図2-4）、粉状皮膚保護剤を散布後に亜鉛華軟膏を厚めに塗布します。排便ごとに便を優しく拭き取る、または微温湯で洗い流し亜鉛華軟膏を重ね塗りします。1日1回オリーブ油で亜鉛華軟膏を拭き取り、弱酸性洗浄剤を泡立てて洗浄し微温湯で洗い流します。その後、粉状皮膚保護剤を散布し亜鉛華軟膏を塗布します。オムツ交換の際には、皮膚が脆弱となっているため、また刺激による疼痛があるためオムツを引っ張らないように側臥位で交換してください。

　失禁が頻回なときであっても、オムツ内の湿潤環境を悪化させないためパッドは絶対に重ねないでください。最近は、びらん部に軽度の滲出液を認める場合でも使用できる被膜剤（図2-5）があるため、患者の疼痛の状況などを踏まえてケア方法を選択してください。IAD の中には真菌感染を起こしている場合もあります。真菌感染が疑われるときは皮膚科医の診察を受けてください。

失禁関連皮膚炎の改善に向けて

　IAD は局所のケアだけでは改善しません。失禁の状態をアセスメントし、現在の排泄状況について医師と共に検討します。水様便が持続するときは腸炎を疑うのか経管栄養の速

度や内容に問題はないのか、栄養サポートチーム（NST）との連携も必要になります。ま
た病状の改善、体力の回復に伴い排泄をトイレで行えるようになれば失禁も減らせます。
そのときにはリハビリとの連携が重要となります。皮膚症状が改善しない、疼痛が持続す
る、真菌感染を疑う場合は皮膚科医の診察が必要です。多職種で介入し、失禁による皮膚
炎の改善に努めることが大切であり、その調整役を担うのは看護師です。

だけでいい！ ポイント

- 強い疼痛を伴うことから患者の苦痛は大きいため、予防が大切。
- スキンケアの基本は洗浄・撥水・排泄物の回収。
- IAD は早期発見・早期対応・チーム医療で改善できる。

引用・参考文献
1）日本創傷・オストミー・失禁管理学会編．IAD ベストプラクティス．東京，照林社，2019，44p.
2）日本創傷・オストミー・失禁管理学会．スキンケアガイドブック．東京，照林社，2017，320p.

（稲田浩美）

3

創傷ケア ❷ 失禁関連皮膚炎の予防と対応

医療関連機器圧迫創傷の予防と対応

現場で発生している医療関連機器圧迫創傷を check it out！

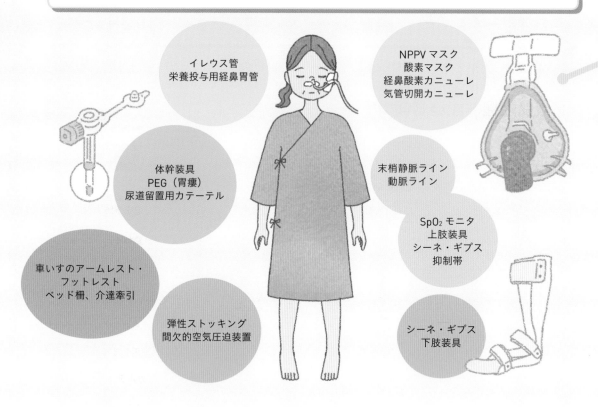

- イレウス管
- 栄養投与用経鼻胃管

- NPPV マスク
- 酸素マスク
- 経鼻酸素カニューレ
- 気管切開カニューレ

- 体幹装具
- PEG（胃瘻）
- 尿道留置用カテーテル

- 末梢静脈ライン
- 動脈ライン

- 車いすのアームレスト・フットレスト
- ベッド柵、介達牽引

- SpO₂ モニタ
- 上肢装具
- シーネ・ギプス
- 抑制帯

- 弾性ストッキング
- 間欠的空気圧迫装置

- シーネ・ギプス
- 下肢装具

医療関連機器圧迫創傷の発生要因

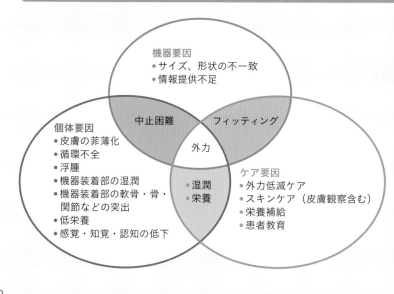

機器要因
- サイズ、形状の不一致
- 情報提供不足

個体要因
- 皮膚の菲薄化
- 循環不全
- 浮腫
- 機器装着部の湿潤
- 機器装着部の軟骨・骨・関節などの突出
- 低栄養
- 感覚・知覚・認知の低下

中止困難　フィッティング

外力

- 湿潤
- 栄養

ケア要因
- 外力低減ケア
- スキンケア（皮膚観察含む）
- 栄養補給
- 患者教育

MDRPU の発生要因は、「機器要因」「個体要因」「ケア要因」の３つに分類される。医療機器を使用している患者をケアする際に、各要因の危険因子をアセスメントし、ケア計画を立案していく。病院で使用・採用されている医療機器の特徴・サイズ・適応などを把握しておくことは、MDRPU を予防していくことに重要となる。

[日本褥瘡学会編. ベストプラクティス 医療関連機器圧迫創傷の予防と管理. 照林社, 2016 年, p.16 より]

医療機器は、さまざまな医療・介護の現場で使用されている。私たちが働く施設（病院・介護保険施設・訪問看護ステーションなど）、所属する部署・科によってよく使用する医療機器の内容も変わってくる。MDRPUがどのような医療関連機器によって、どのような部位に発生しやすいのかをキャッチしておくことで、MDRPUの予防とケアにつなげていこう。

医療関連機器圧迫創傷の実際

医療機器	注意点とケアのポイント
■経鼻経管法用チューブ 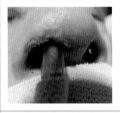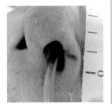	■固定位置・固定方法の工夫 ・固定位置・強さ・引っり具合によって鼻腔が圧迫されやすい。 ・固定位置に鼻の下も加え、同一部位の圧迫を予防する。 ■機器の種類とサイズの検討 ・用途によってチューブの種類やサイズが変わる。 ・用途に準じてサイズを検討してみる。
■血管留置カテーテル 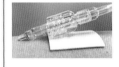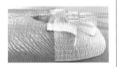	■接触部位の保護、固定方法の工夫 ・コネクターの硬い部分が皮膚に押し付けられて固定されることにより皮膚創傷が出現しやすい。 ・接触部にクッション性のあるテープを使用して接触部位を保護する。 　材料：3M™ マイクロフォーム™ サージカルテープ 　　　　（スリーエム ジャパン）
■弾性ストッキング　　■ NPPV マスク 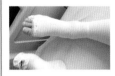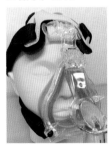	■正しいサイズ選び、正しい装着を徹底 サイズが合っていない、正しく装着されていないと、圧迫・摩擦・やずれが生じやすい。 ■スキンケア 下肢の乾燥やマスク装着部位の皮膚湿潤に対するケア
■経鼻酸素カニューレ 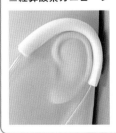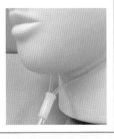	■接触部位の保護、医療機器の調整 クッション性のある素材のテープなどを使用して接触部位を保護する。顎部の固定の締め付け過ぎにも注意する。 材料：ココロール®（スキニックス®）

医療関連機器圧迫創傷とは

　医療関連機器圧迫創傷（medical device related pressure ulcer；MDRPU）は 2016 年に日本褥瘡学会学術委員会、日本褥瘡学会用語検討委員会によって「医療関連機器による圧迫で生じる皮膚ないし下床の組織損傷であり、厳密には従来の褥瘡すなわち自重関連褥瘡（self load related ulcer）と区別されるが、ともに圧迫創傷であり広い意味では褥瘡の範疇に属する。なお、尿道、消化管、気道などの粘膜に発生する創傷は含めない」と定義されました。医療機器は医薬品医療機器等法で、「人もしくは動物の疾病の診断、治療もしくは予防に使用されること、または人もしくは動物の身体の構造もしくは機能に影響を及ぼすことが目的とされている機械器具などにあって、法令で定めるものをいう」と定義されています。日本褥瘡学会では、例えば手作りの抑制帯などによって生じたものも含まれるよう「医療関連機器」として示しています。

非侵襲的陽圧換気療法（NPPV）マスク

　発生しやすいスキントラブル事例を図 3-1 に示します。

個体要因のアセスメント

　皮膚の菲薄化、マスクと皮膚が接触する部位の皮膚の浸軟、浮腫、骨突出、頬部の陥没の有無の状態を観察します。

機器要因のアセスメント

　使用する機器・マスクの種類に準じて、正しいマスクサイズを選択します。鼻口マスクの場合は、鼻根部・口角・下口唇を覆うサイズを選択します（図 3-2）。

ケア計画と実施

　正しい装着（外力低減ケア）：ストラップが左右均一でない場合や固定が緩すぎるとマス

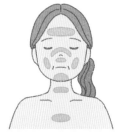
マスクとストラップが皮膚に接触する部分が好発部位となる。

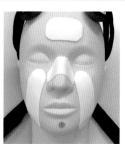
接触部位の保護（外力低減ケア）

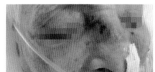
加湿や発汗、マスク装着の閉鎖環境で皮膚が浸軟しやすくなっていた状況に、口の動きなどで摩擦やずれが生じやすくなっていた。

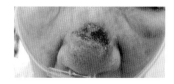
鼻根部にマスクの圧迫が生じていた。

図 3-1　NPPV マスクで発生しやすいスキントラブル

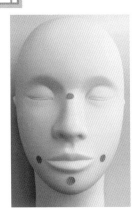

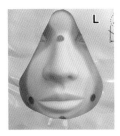

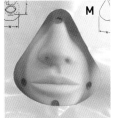

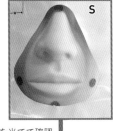

マスクを当てて確認

ゲージやサイズ表で選択する

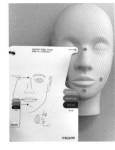

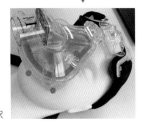

Sサイズを選択

図 3-2　NPPV マスクの選択

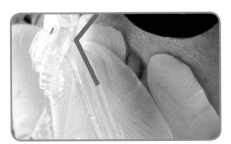

図 3-3　NPPV マスクのずれによる圧迫
固定が緩み、マスクがずれて鼻翼がつぶれている。

クが正しい位置に固定されず、リークや痛みが出現します。そしてリークを予防しようとして過度な圧迫を引き起こしてしまう可能性があります（図 3-3）。正しい位置にマスクを装着できるようストラップを固定しましょう。NPPV はある程度のリークは代償可能で、圧を維持できるようになっています。そのため焦らずに、マスクがつぶれず、ストラップ部位に指が 1 ～ 2 本入る程度の固定を行いましょう。

接触部位の保護（外力低減ケア）: マスクが皮膚に接触する部位の圧迫・摩擦・ずれを予防するには、マスクの正しい装着が前提ですが、それでもスキントラブルのリスクが高い際に、MDRPU 予防としてマスクの接触部位に被覆材を使用して保護します。被覆材で保護した後の観察も忘れずに行います。マスクを外せる状態であれば、医師と相談し、適宜、除圧する時間を計画しましょう。

スキンケア: 顔面は皮脂腺が豊富であることなどから、マスク装着部位の皮膚が汚染・浸軟されやすくなります。そのため皮膚を清潔に保てるようスキンケアは必要です。短時間で行う方法として、拭き取りだけでもよい洗浄料を活用してもよいでしょう。

静脈血栓塞栓症予防用弾性ストッキング

発生しやすいスキントラブル事例を図 3-4 に示します。

個体要因のアセスメント

皮膚の脆弱性、浮腫、骨・関節の突出、足趾の変形、下肢の知覚鈍麻や神経障害など、

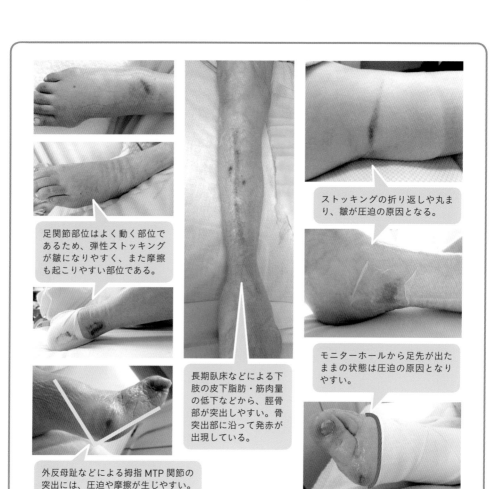

足関節部位はよく動く部位であるため、弾性ストッキングが皺になりやすく、また摩擦も起こりやすい部位である。

ストッキングの折り返しや丸まり、皺が圧迫の原因となる。

長期臥床などによる下肢の皮下脂肪・筋肉量の低下などから、脛骨部が突出しやすい。骨突出部に沿って発赤が出現している。

モニターホールから足先が出たままの状態は圧迫の原因となりやすい。

外反母趾などによる拇指MTP関節の突出には、圧迫や摩擦が生じやすい。

図 3-4　静脈血栓塞栓症予防用弾性ストッキングで発生しやすいスキントラブル

症状の有無を観察します。また、弾性ストッキングの使用が禁忌となる疾患に該当していないかを確認し、医師と相談しながら効果的に使用していきましょう。

機器要因のアセスメント

病院で採用されている弾性ストッキングの取り扱いに準じて、専用のメジャーなどで計測部位を測定し、正しいサイズを選択します（図 3-5）。メーカーによってサイズや形状が変わる場合もあるので、注意しましょう。

ケア計画と実施

骨突出部の保護（外力低減ケア）：骨突出部位には圧が集中しやすいため、クッション性のある綿包帯や被覆材を用いて突出部位を保護します（図 3-6）。

正しい装着（外力低減ケア）：適宜、装着具合を確認し、皺や丸まりを直して過度な圧迫を解除します（図 3-7）。術後の浮腫出現など、下肢の状況が変化した際は、サイズの不一致により MDRPU のリスクが高くなる可能性があるため、測定をしなおしてサイズ変更を検討しましょう。

スキンケア：弾性ストッキングの生地の素材で接触性皮膚炎が出現する患者もいます。装着部位の皮膚色の変化の観察、かゆみなど、患者の訴えを早期にキャッチして対応しま

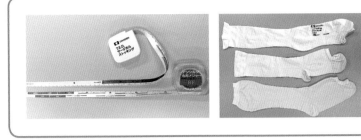

図 3-5 弾性ストッキングと
専用のメジャー

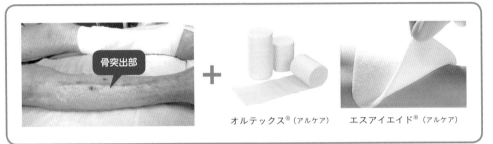

オルテックス®（アルケア）　　エスアイエイド®（アルケア）

図 3-6 骨突出部の保護

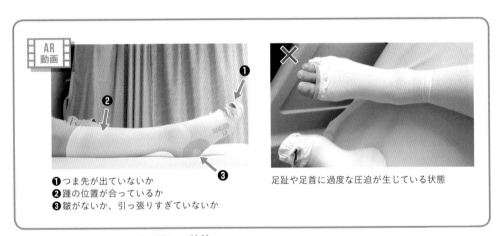

❶ つま先が出ていないか
❷ 踵の位置が合っているか
❸ 皺がないか、引っ張りすぎていないか

足趾や足首に過度な圧迫が生じている状態

図 3-7 弾性ストッキングの正しい装着

　しょう。

　　皮膚の乾燥は、スキントラブルのリスク因子となります。保湿剤の塗布でスキンケアを
実施し、弾性ストッキングによる摩擦やずれによる MDRPU を予防しましょう。

引用・参考文献

1）日本褥瘡学会編．“医療機器関連機器圧迫創傷の概要”．ベストプラクティス医療関連機器圧迫創傷の予防と管理．東京，
照林社，2016，6-16.

2）日本呼吸器学会 NPPV ガイドライン作成委員会．“効果に関連する因子とトラブルの対処法”．改訂第 2 版．東京，南江堂，
2015，30-5.

3）日本褥瘡学会編．“医療関連機器別予防・管理”．前掲書 1．24-48.

4）野口まどかほか．配慮点と“現場のコツ”．エキスパートナース．32（13），2016，24-37.

（内藤直美）

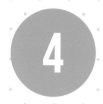 **足病変予防と対応**

足の状態の観察

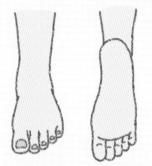

変形の有無
（足趾変形・外反母趾・内反小趾・扁平足など）

脈拍の有無
（膝窩・足背・後脛骨・内脛骨動脈）

皮膚の色

冷感・チアノーゼの有無

創、潰瘍・壊死の有無

乾燥・角化・亀裂の有無

胼胝・鶏眼の有無

白癬症の有無（足底・趾間）

爪の状態
（爪白癬・巻き爪・陥入爪の有無）

最初に、足の状態を観察する。

① **神経障害**：「冷え感」「足のほてり」など
② **血流障害**：間歇性跛行（Fontaine 分類）。足背→後脛骨→膝窩動脈の順に触知の有無や強さの左右差を確認
③ **足の形と動き**
④ **皮膚**：色調変化、乾燥・浸軟、胼胝、鶏眼、疣贅、水疱、潰瘍、白癬
⑤ **爪**：爪白癬、爪甲鉤弯症、爪甲周囲炎など
⑥ **創傷**：創傷の有無、創傷の状態、滲出液など

足の洗浄

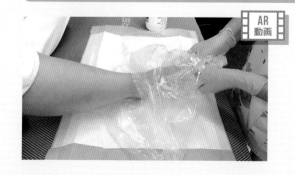

AR 動画

創傷がある場合は足浴は控える。
ビニル袋に洗浄剤を入れ、ビニル袋の中で洗浄すると便利！

これだけは
押さえて
おこう！

- 1日1回、患者とともに足を観察する。
- 創をつくらないように、患者と共に予防ケアを行う。
- 下肢だけではなく、全身を評価する。

爪のケア

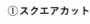

①スクエアカット　　　②スクエアオフ

少しずつ真直ぐに整える。
爪は足趾より1mm長く切る。

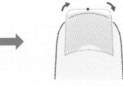

足趾の形に沿ってわずかに
丸く整える。

STEP 1 爪甲ゾンデや綿棒などで爪周囲にたまった汚れを除去し、爪と周囲皮膚の境界を確認する。

STEP 2 爪切りニッパーを当て、爪を切る。

AR
動画

①切ろうとしている指を、自分の人差し指と親指で持ち、爪の下の指の肉を自分の人差し指で押すようにして広げる。

②爪の端の部分から刃先を入れ、端から少しずつ切っていく。

③爪が飛ばないように、固定している親指で爪を上から押さえる。

STEP 3 指で触りながら、引っかかりのないように爪やすりをかける。

胼胝ケア

STEP 1 胼胝処置は医師の指示のもとで行う。コーンカッターやメスで削る。

AR
動画

一方向ではなく
多方向から削る。

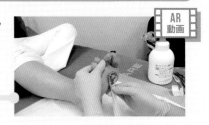

STEP 2 グラインダーで削り具合を確認しながら削る。
※グラインダーがない場合は、角質専用のやすりや爪やすりなどで代用する。

STEP 3 胼胝は、肥厚した部分をつまんで形が変わるくらいに軟らかくなるまで削る。
胼胝と健常皮膚との段差ができないよう境界をきれいに削るとよい。

看護師がフットケアを行う際は、足病変リスクの高い疾患を知ることが大切です。足病変を起こす糖尿病や動脈疾患、静脈疾患、リンパ疾患など、疾患に応じたフットアセスメントとケアを理解することが必要です。特に、神経障害、血流障害、足の形と動き、皮膚、爪を観察することが大切です。

神経障害（糖尿病）

糖尿病足病変は「神経障害と、いろいろな程度の末梢血管障害を伴った下肢の感染や潰瘍形成および深部組織の破壊」とWHO（世界保健機関）で定義されています。さまざまな要素が図4-1のように絡み合い発症します。患者は神経障害による自覚症状が乏しいため、十分に観察することと患者自身によるフットケアが大切です。糖尿病性潰瘍（図4-2）は、神経障害があるため痛みが少なく、荷重部や骨突出部に好発するため、骨まで及ぶほど深い潰瘍となることが多いのが特徴です。

血流障害

末梢動脈疾患（peripheral arterial occlusive disease；PAD）は動脈硬化（粥状硬化）により、主に脂肪からなる粥状物質が創脈壁内膜に沈着し、動脈内腔が狭窄・閉塞したために四肢末梢に循環障害（虚血）を来した状態です。PADの重症度を分類するものとしてFortaine分類（表4-1）がよく用いられます。間歇性跛行は血管障害によって現れ、片側に見られるのが特徴です。血流障害を簡易的にアセスメントするには動脈触知とドップ

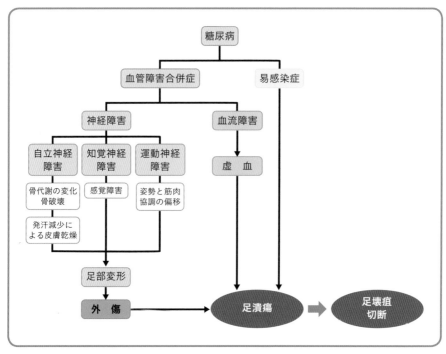

図 4-1　糖尿病足病変の発生機序

ラー聴取が有効です。末梢から中枢の動脈の順、すなわち①足背動脈→②後脛骨動脈→③腓骨動脈→④膝窩動脈（図4-3）の順に、触知の有無や強さの左右差などを確認し、ドップラーでも確認します。

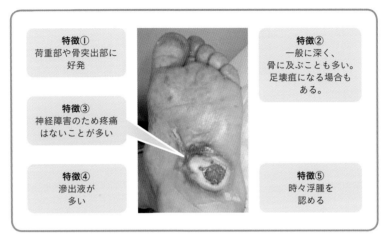

図4-2　糖尿病性潰瘍の特徴

表4-1　**Fontain 分類**

		臨床所見
Ⅰ		無症候
Ⅱ	Ⅱa	軽度の間歇性跛行（200m 以上で出現）
	Ⅱb	中等度から重度の間歇性跛行（200m 以下で出現）
Ⅲ		虚血性安静時疼痛
Ⅳ		潰瘍や壊死

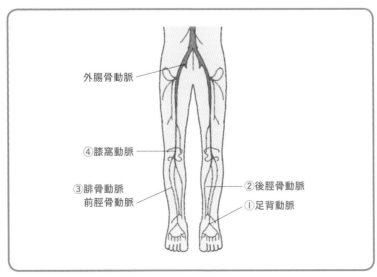

外腸骨動脈

④膝窩動脈

③腓骨動脈
前脛骨動脈

②後脛骨動脈

①足背動脈

図4-3　下肢の動脈触知

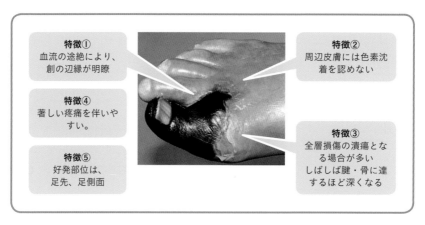

特徴①
血流の途絶により、創の辺縁が明瞭

特徴②
周辺皮膚には色素沈着を認めない

特徴④
著しい疼痛を伴いやすい。

特徴③
全層損傷の潰瘍となる場合が多いしばしば腱・骨に達するほど深くなる

特徴⑤
好発部位は、足先、足側面

図 4-4　動脈性潰瘍の特徴

　動脈性潰瘍（図4-4）は、血流の途絶によるため激しい痛みを伴うことが多く、創の辺縁が明瞭です。全層損傷となる場合が多いため、腱や骨に達するほど深い潰瘍となることが特徴です。治療には創傷管理に加え、局所治療の前に血流障害に対する血行再建術（血管内治療やバイパス手術）が必要となります。

足の形と動き

　糖尿病の進行に伴い、筋萎縮による関節可動域の低下や関節変形を来すので、歩行状態を確認します。また、加齢や神経障害などにより足の変形が起こり、骨が突出すると創になる危険があるので足の形と動きも確認します。

皮膚の状態

　加齢や糖尿病による自律神経障害では、足の発汗量が低下するため、乾燥し亀裂を生じやすくなります。また、皮膚が浸軟した場合は摩擦係数が高くなるため創が生じやすくなるので、注意が必要です。

　胼胝、鶏眼、創や水疱などは創を発生させ、足潰瘍を引き起こしやすいので注意します。胼胝・鶏眼がある場合は、皮膚科受診を行うよう勧めます。

爪

　糖尿病患者や高齢者では免疫能が低下するため、かなりの高率で白癬症が存在します。爪白癬は、爪や爪甲下の角質が増殖するため爪切りが困難となるだけではなく、爪の引っ掛かりで剥離や抜爪を来す危険があります。爪白癬がある場合は早めの治療が必要となるため、皮膚科受診を行うよう勧めます。深爪が皮膚を傷つける原因になるだけでなく、爪の角を深く切ることは巻き爪の誘因となります。爪の肥厚や変形は足潰瘍につながりやすいので注意が必要です。

予防ケア

全身状態の評価

　基礎疾患のコントロール状況や栄養状態など、下肢だけではなく、全身の評価が必要です。

足の状態の評価

　足関節／上腕血圧比（ankle brachial index；ABI）や皮膚組織灌流圧（skin perfusion pressure；SPP）などで血流、神経障害の程度を評価し、創傷の有無および創傷の状態を観察します。

スキンケア

①足をきれいに洗浄します。湯温は40℃程度、足浴時間は浸軟を防ぐために10分以内にとどめます。ただし、血流障害がある場合は湯温が高いと痛みが強くなるため、37℃前後の湯温で行います。創傷がある場合、足浴は感染の危険性があるため行いません。足浴が行えない場合は、ビニル袋に洗浄剤を入れ、ビニル袋の中で洗浄するとよいです。汚れがひどい場合は、5〜10分ほど時間をおいてから行うとよいでしょう。

②乾燥状態に合わせて保湿を行います。白癬症の原因となるため、趾間への保湿クリームの塗布は避けます。足白癬症・爪白癬がある場合は皮膚科受診を行います。

③必要に応じて爪や胼胝のケアを行います。胼胝や鶏眼の処置は医療行為のため基本は医師が行います。医師の指示のもとに看護師が行う場合は、「出血させない」ことが重要です。

④足の保護のため、靴下を必ず履くように指導します。靴下は創傷の有無を発見しやすいように白色や薄い色のものを選びます。

除圧

　足病変を予防するために靴やインソールを調整します。創傷がある場合は専用フェルトなどで免荷・除圧します（図 4-5）。

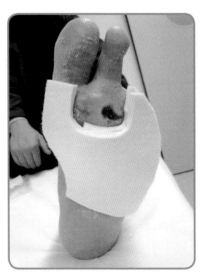

図 4-5　専用フェルトでの免荷・除圧

患者教育

　　足を毎日観察することと手入れの必要性、スキンケアの方法、日常生活で注意すること（禁煙、保温、創をつくらないようにすることなど）、足病変がある場合の対処方法を説明します。

踵部褥瘡と足病変の違い

　　踵部は仙骨部に次いで褥瘡発生頻度が高い部位です。踵部は起立、歩行時に高い圧がかかる部位なので、解剖学的に高い圧に耐える構造を持っています。そのため足底部に褥瘡が発生することは少ないです。ただし、踵の後方や側方、アキレス腱付近は起立・歩行時に圧力がかかる部位ではないため、臥床時の外力によって褥瘡が発生しやすくなっています。そして、踵部褥瘡は他の部位の褥瘡と異なり、外力やずれだけでなく、虚血や下肢拘縮などさまざまな要因で発生します。

　　糖尿病があれば、糖尿病性神経障害によって生じた糖尿病性足病変の可能性もあります。足底部に発生した潰瘍であれば、褥瘡ではなく虚血性潰瘍の可能性があります。踵部に創傷がある場合は褥瘡なのか、その他の病因が関与しているものなのかを十分にアセスメントし対応することが重要です。

だけでいい！ポイント

- 毎日、足を観察することが大切。
- 足を見るポイントは、神経障害、血流障害、足の形と動き、皮膚、爪の５つ。
- 「なぜ創ができたのか」「なぜここに胼胝や鶏眼ができたのか」をアセスメントしよう。

引用・参考文献
1）日本フットケア学会編. はじめよう！フットケア. 東京, 日本看護協会出版会, 2013, 313p.
2）日本創傷・オストミー・失禁管理学会編. スキンケアガイドブック. 東京, 照林社, 2017, 311p.

（庭山由香）

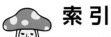

索引

だけでいい！ 褥瘡（じょくそう）・創傷（そうしょう）ケア─先輩（せんぱい）になったらこの1冊（いっさつ）

2021年2月15日発行　第1版第1刷

編　著　丹波 光子（たんば みつこ）

発行者　長谷川 素美

発行所　株式会社メディカ出版
　　　　〒532-8588
　　　　大阪市淀川区宮原3-4-30
　　　　ニッセイ新大阪ビル16F
　　　　https://www.medica.co.jp/

編集担当　木村有希子

装幀・組版　クニメディア株式会社

本文イラスト　渡邉美里（うさみみデザイン）

印刷・製本　株式会社シナノ パブリッシング プレス

ISBN978-4-8404-7515-0　　　　　　　　　　　　　Printed and bound in Japan

当社出版物に関する各種お問い合わせ先（受付時間：平日9：00～17：00）
●編集内容については、編集局 06-6398-5048
●ご注文・不良品（乱丁・落丁）については、お客様センター 0120-276-591
●付属のCD-ROM、DVD、ダウンロードの動作不具合などについては、デジタル助っ人サービス 0120-276-592